华夏智库·新经济丛书

现代医院
人力资源管理

——部门职能与关键流程操作指引

XIANDAI YIYUAN RENLIZIYUAN GUANLI

BUMEN ZHINENG YU GUANJIAN LIUCHENG CAOZUO ZHIYIN

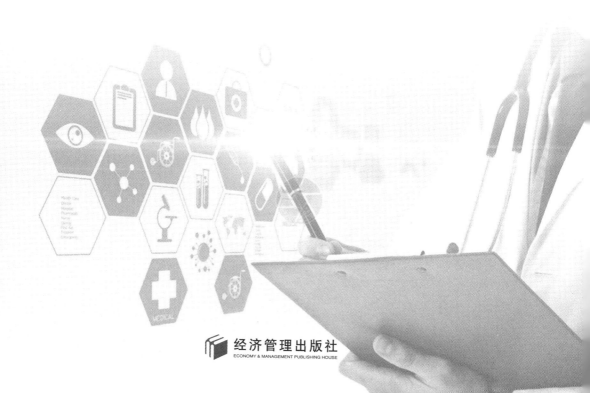

经济管理出版社

ECONOMY & MANAGEMENT PUBLISHING HOUSE

图书在版编目（CIP）数据

现代医院人力资源管理——部门职能与关键流程操作指引／刘清泉，周嫘著．—北京：经济管理出版社，2019.7

ISBN 978-7-5096-6721-7

Ⅰ．①现…　Ⅱ．①刘…　②周…　Ⅲ．①医院—人力资源管理—研究　Ⅳ．①R197.322

中国版本图书馆 CIP 数据核字（2019）第 137221 号

组稿编辑：张广花

责任编辑：张　艳　张广花

责任印制：黄章平

责任校对：董杉珊

出版发行：经济管理出版社

（北京市海淀区北蜂窝 8 号中雅大厦 A 座 11 层　100038）

网　　　址：www. E-mp. com. cn

电　　　话：（010）51915602

印　　　刷：三河市延风印装有限公司

经　　　销：新华书店

开　　　本：720mm×1000mm/16

印　　　张：21.25

字　　　数：382 千字

版　　　次：2019 年 8 月第 1 版　　2019 年 8 月第 1 次印刷

书　　　号：ISBN 978-7-5096-6721-7

定　　　价：49.80 元

PREFACE 自序

时至今日，医疗管理第一次超越技术本身，成为医疗服务的新课题。医疗作为一种特殊的行业，随着生产力的不断发展，原有的生产关系已经逐渐显露出局限性。

医院的发展依靠的是分配和管理。新医改以及随后而来的大部制改革，彻底改变了医疗机构原有的经营模式与管理体系。医院不得不放弃原有的人力资源与绩效管理思路，重新建立并健全对岗位职能的评定规则与职能落实的完整路径，以病种作为结算方针，以考核指标作为绩效管理抓手，构建一种既满足医疗机构与社会发展相适应，又能够充分激发医疗系统活力与创造力的管理与实施方法。

在谈到现代医院管理制度落地的具体问题时，往往绕不开对医院行政职能体系的梳理。在我国，公立医院的职能处室从部门设置到部门职能，一直存在着行政职能处室工作难以量化、目标不够清晰、职位及岗位设置随意、部门职能随着人员调动而发生随意变化等问题，因此带来行政职能处室的管理困难、评价困难，无法建立岗位职能目标任务导向等一系列问题。在梳理、完善医院行政职能体系的过程中，根据相对科学的设置依据，对岗位职能及其流程进行补充与修订是首要任务。

岗位说明书及岗位工作流程是评价医院员工绩效的基础。员工的考核上级是直属领导，在完善的绩效管理体系中，直属领导通过每条职责所对应的若干绩效考核标准定期对员工进行绩效考核。岗位职责与考核标准的集合，则是岗位说明书。

岗位说明书及岗位工作流程不仅是一份业务考核标准，还是决定员工是否获得培训机会及员工薪酬的基础元素。薪酬是根据职务对组织的贡献程度来设定的，而贡献值则可以从岗位说明书中的工作职责、环境、复杂程度几个方面进行评价，同时参考工作流程的执行情况予以量化。此外，员工与岗位的匹配程度有可能会随时间与组织需求的变化产生错位，通过对岗位说明书与工作流程的不断充实和完善，可以帮助组织在错位发生前，提前对员工进行培训，减少不必要的人力资源浪费或岗位职能发挥受限的情况。

医院人力资源管理，不仅承担着维系医院人员岗位协调与业务体系正常运转的作用，同时还承担着面向医院发展，为医院进行人员培训与岗位设计的功能。在专业系统管理中，一方面，岗位说明书与工作流程对任职人员的能力和学历等有明确的指导，简化了人事部门进行人员选聘和开发的成本；另一方面，当组织发展扩大出现人力资源短缺时，又可以通过岗位说明书与工作流程对岗位工作职责明确的划分，最大限度地培训和开发现有员工的能力。既节约医院人力投入成本，又可以为员工提高工作潜能创造条件。

其实，医院的管理者并不缺乏对人力需求、岗位职能、业务流程等方面的概念和认知，但是在疲于应付日常工作的过程中，极难投入精力抽丝剥茧般地将院内所有人力资源的设置和运行规律进行系统化的梳理和对比。相反，在进行院内人力资源管理、考核奖惩、收入分配的过程中，又极其需要一份系统的、量化的、涉及医院各系统中各层级岗位的参考工具。基于此，笔者历经十余年时间，深入解析了 200 余家公立医院，并对岗位职能与业务模型进行反复的调研比对，再结合国际上公认的较为科学的评价体系，形成了较为系统的医院人力资源管理模型。

新医改在时间维度上定会经历一个较为清晰的阶段，在这个过程中，每一位参与者都将是医改的参与者、推动者、执行者、验证者。希望本书能给予医院管理者更多的借鉴和参考，欢迎大家提出宝贵的意见。

2019 年春于北京

　　人力资源管理是现代化企业发展过程中不可取代的重要环节，随着社会的发展，人力资源管理对于企业的价值逐渐被放大。当前公立医院对人力资源管理的认识程度不够，管理体制缺少现代感，比如绩效评价体系单一且量化标准严重不足、管理效率较低、人力资源的信息化管理意识不足等。在新医改背景下，公立医院需要加强对人力资源管理的认知程度，完善绩效评价体系，加强人力资源管理的信息化建设，这样才能强化医院的工作效率与质量，以适应我国实施的新医改政策。

　　绩效管理是人力资源管理的中枢和关键，而绩效评价体系则与医院整体效益密切相关。现阶段大部分公立医院设计的绩效评价体系不够系统化，在分析其影响因素的过程中不够全面和科学，评价指标的量化标准不足，评价结果的信度和效度较低。在绩效评价体系不够完善的基础上，相关的工作人员不能形成较好的工作态度与责任意识，因此严重影响到医院内部控制系统结构的稳定性。

　　绩效评价体系的完善有助于提高员工的工作效率，在医院内部形成较为有效的激励政策，从而保障医院的经济效益，提高医院的竞争能力。本书基于"服务人次法"这一人力资源管理工具进行现代医院人力资源管理方面的探讨，就是为了打造一个从部门职能到流程及考核指标的绩效评价体系。

　　全书共设置四个部分，27章。第一部分重点分析了当前医院人力资源管理中存在的问题，指出医院从人力资源配置的角度来梳理岗位职责的方法及流程优化路径，着重阐释了新医改形势下如何实施服务人次绩效管理这一新型绩效管理方式。第二部分到第四部分介绍了医疗、护理管理职能与关键流程，医技科室职能与关键流程和行政后勤职能与关键流程。

　　本书理论清晰，观点独到，所举例证也具有很强的实用性。同时，本书中还有大量图表分析，使读者更容易形成正确、清晰的认知。本书适合医院及其他企业的领导者、管理者及基层员工阅读，也是绩效管理研究者必备的参考读物。

CONTENTS 目录

第一部分
医院人力资源管理

随着我国国民经济的快速发展，医院的内外部经营环境都出现了较大变化，人力资源管理已成为了医院的重点管理内容。有效的人力资源管理能够提高人才管理和人才开发的有效性，激发人才的潜力，对于提升医院整体综合竞争力、推动医学事业的发展，以及为人民群众提供优质的医疗服务有着极为重要的作用。为此，这部分内容将分析当前医院人力资源管理中存在的问题，给出医院如何从人力资源配置的角度来梳理岗位职责的方法及流程优化路径，重点阐述新医改形势下如何实施服务人次绩效管理这一新型绩效管理方式。

第二部分
医疗、护理管理职能与关键流程

　　医疗和护理是医院的两项重要工作，对患者的身心健康有着不可忽视的影响。医疗工作者包括临床及辅助科等科室从事医疗工作的医生，护理工作者指的是从事护理工作的护士，包括门诊、住院、护理部、供应室、消毒室等的护士。实践中，医护人员任何一种医疗差错都会给患者带来身心健康的损害，甚至危及患者生命。因此，必须做好医疗和护理工作，明确管理职能，发挥角色作用，熟悉关键流程，遵守操作规范，这样才能提高医疗和护理服务质量，从而发挥现代医院的整体效应。

第三部分
医技科室职能与关键流程

　　医技科室是指运用专门的诊疗技术和设备，协同临床科诊断和治疗疾病的医疗技术科室。医技科室是医院系统中的技术支持系统，是医院的重要组成部分。医院常设的医技科室包括放射科、超声科、核医学科、病理科、营养科、消毒供应中心、药学部、手术室、心血管超声和心功能科、检验科、药剂科、内镜室、血库、医疗器械管理科等。各科室都有自己的职责与功能，也有自己的工作流程。第三部分内容主要介绍放射科、超声科、核医学科、病理科、营养科、消毒供应中心、药学部的职能与关键流程。

第四部分
行政后勤职能与关键流程

医院行政后勤部门在医院的发展与管理中绝不是"跑龙套"的角色，事实上，医师、技师等一线临床人员的背后少不了行政后勤部门的支持。每个医院的行政后勤部门的设置以及工作内容、管理职能等都不一样，名称也各有不同。就公立医院来说，常设的行政后勤部门大致有党办、团委、工会、纪检监察办、离退办、宣传中心、院办、运营管理处、人力资源处、科研处、教育处、医保办、医学工程部、审计处、基建处、保卫处等，第四部分将要介绍这些行政后勤部门的职能与关键流程。

第 20 章　人力资源处职能与关键流程 / 218

第一部分 医院人力资源管理

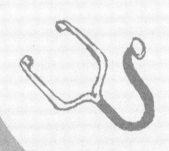

随着我国国民经济的快速发展，医院的内外部经营环境都出现了较大变化，人力资源管理已成为了医院的重点管理内容。有效的人力资源管理能够提高人才管理和人才开发的有效性，激发人才的潜力，对于提升医院整体综合竞争力、推动医学事业的发展，以及为人民群众提供优质的医疗服务有着极为重要的作用。为此，这部分内容将分析当前医院人力资源管理中存在的问题，给出医院如何从人力资源配置的角度来梳理岗位职责的方法及流程优化路径，重点阐述新医改形势下如何实施服务人次绩效管理这一新型绩效管理方式。

第 1 章

医院人力资源管理的概念、 内涵及存在的问题

医院人力资源管理的概念及内涵

医院人力资源管理就是对人的管理。如何深化人事制度改革、推动卫生事业单位的发展，是摆在医院人事干部面前的一个重要课题。

一、医院人力资源管理的概念

医院人力资源，是指医院内具有一定学历、技术职称的管理人员或具有某一方面专长的专业技术人员和后勤人员。依据组织结构、体制、任务、职能及现代化建设的需要，大体可分为卫生技术人员、工程技术人员、政工和行政人员以及工勤人员。

医院人力资源管理，是指运用现代科学管理方法，对与一定物力相结合的人力进行合理的培训和调配，使人力、物力保持最佳比例，人力资源得到有效开发、合理配置和充分利用，以实现医院的战略目标。人力资源管理主要包括选人、育人、用人、留人这四个方面的工作，并且这四个方面相互促进、相互联系，是一个不断循环的过程。

医院人力资源管理具有以下特点：

（1）战略性。现代医院人力资源管理与开发已被逐渐提高到医院的决策管理上来，在医院经营管理中具有全局性和战略性的地位。其战略性主要表现在如下几个方面：人力资源第一次超过物力资源成为医院发展的决定性因素；人力资源管理部门逐步转变为医院的生产部门和效益部门，人力资源的开发和管理对医院的经营影响显著，与医院的经济发展融为一体；人力资源管理部门由医院的执行层进入到决策层；现代医院人力资源管理注重引才借

智和开发员工的创造潜能，并且对员工进行动态管理；人力资源的开发与管理工作成为衡量医院工作优劣的重要指标。

（2）全方位性。现代医院人力资源管理不仅覆盖了传统人事管理涵盖的基本内容，而且进一步纵向加深、横向拓宽，形成全方位、多领域的管理。在纵向方面，不仅圈定了传统人事管理的录用关系的范围，而且把管理触角延伸至录用关系发生之前和录用关系结束之后；不仅充分发挥人才的现有作用，而且开发其尚未形成和尚未利用的潜力；不仅管理好 8 小时的工作时间，而且涉及工作之外的业余时间。在横向方面，首先，要提高考核、奖惩、职务升降、培训、交流、工资福利待遇、人事纠纷调解等环节的科学性，同时还要把管理触角拓展到医院员工的社会关系、情感世界和心理活动等领域，而不仅是把其看作可供利用的资源。其次，不仅把眼光放在医院高层次的技术人员和管理人员身上，也要把每一位普通员工看作宝贵的人力资源，不忽视、不排斥任何一位员工，实行全员培训、全员开发，以发挥每一个人的最大效能。

（3）创新性。医院人力资源管理的创新性主要表现在三个方面。其一，政策创新。医院开展的技术创新是一种创造性劳动，必须要有政策创新予以保证，市场经济条件下必须以市场观念和人力资源开发管理新理念创新人力资源管理制度。其二，组织机制创新。医院技术的创新来源于高效、精干的组织体系的建立。其三，激励机制创新。医院的分配体系，要在效率优先、兼顾公平的基础上，加大生产要素和责任、风险参与分配的比例，提高技术创新附加值在内部分配中的权重，激励、支持广大医务人员在医疗实践中的创新。

二、医院人力资源管理的内涵

医院人力资源管理，就是为了更好地完成医院的各项任务而充分发挥人力作用的管理活动，是人力资源有效开发、合理配置、充分利用和科学管理的制度、法令、程序和方法的总和。它贯穿于医院人力资源运动的全过程，诸如人力资源的预测与规划、工作分析与设计，人力资源的维护与成本核算，人员的甄选录用、合理配置和使用，人员的智力开发、教育培训，调动医务人员的工作积极性，提高医务人员的科学文化素质和思想道德觉悟等。

医院人力资源管理的核心任务是根据医院战略目标和发展规模，做好人力资源的配置规划，保证医院对各种所需人才的供给；做好医院内外部人力资源的开发和使用工作，提升人才的核心竞争力，促进医院的持续发展；按照人力资源管理体系要求，建立专业化、规范化、精细化的人力资源管理体系，创建系统化的人力资源管理平台；建立和维护有效的激励机制，充分调动员工工作积极性，为医院创造价值。

当前医院人力资源管理中存在的问题

随着我国医改的不断深化，医院有了较快的发展，医院规模逐年扩大，医疗设备越来越先进，医院的信息化水平也越来越高，医院医务人员的整体素质和专业水平也日渐提升，但人力资源问题日益突出。当前，医院人力资源管理中存在的问题主要有以下四个方面。

一、人力资源管理制度未能与时俱进

当前大部分医院仍沿用传统的人力资源管理制度，医院管理者没有对人力资源管理引起足够的重视，并且缺乏这方面的认识，总是将管理重点放在医务人员上下班的考勤、员工基本状况层面，这明显不能适应时代发展的脚步。现实中，从上级到基层都没有认识到人力资源管理的重要性，人力资源管理的作用也就无法充分发挥出来。

二、编制模式陈旧，岗位分配不合理

当前大部分医院沿用传统岗位管理模式，通常将医务人员分为正式员工和非正式员工两种编制，医院很难做到根据员工的实际才能进行岗位分配，而是多采取编制模式进行岗位分配。一般来说，正式员工多会被分配到较好的岗位，而非正式员工却只能从事一些一般性的岗位。正式员工严重缺乏竞争意识，得过且过，甚至对本职工作都缺乏正确认识。而非正式员工工作较累，工资较低，在医院内缺乏归属感，更容易离职，这导致医院人员流动性较大，医生职责意识不强。

三、缺乏规范健全的激励机制

当前很多医院都存在论资排辈现象，对医务人员的自身素质、专业技能、学历水平反而没有明确的规定，在薪酬制度中也没有对上述条件进行考察，这就导致医院内部岗位薪资不同，不会按照劳动进行薪酬分配，许多医务人员不能受到公平对待，长此以往就对医务人员的积极性造成严重打击。久而久之，医务人员就会对自身放松警惕，在工作上失去竞争意识。同时，由于医院内部缺乏明确的激励机制，岗位升职仅由工作年限来决定，医院管理者对人力资源管理没有引起足够重视，这使得医院在日常管理中缺乏完善的评价机制，很多评审活动多是走过场，很难发挥出评价机制的作用。

四、医院文化建设与实践中存在的问题

现实中，许多医院的文化建设很难在实践中落实。医院文化实践缺少真正的科学理论指导，缺少个性，同时也难以对医院长期发展产生文化的推动力。如片面追求形式，着重偏向口号、标志、职工服饰、行为举止等看得见的有形的东西，却忽视了医院文化内涵中"人格化般的魅力"的建设；许多医院在各方面都带有雷同性和相似性，没有突出本医院鲜明的文化个性，没有特色，这样千篇一律的医院文化很难对医院的可持续发展产生深远影响；多数的医院未能发挥出医院文化的导向、凝聚、激励和协调等作用，因而未能对医院的经营管理活动产生明显的积极作用，未能带来经营业绩的提高。

医院人力资源管理优化对策

医院作为国家公益性事业单位，多数产生于计划经济体制的大背景之下，在运行机制、管理体制方面都保留着计划经济的烙印，沿用计划经济体制下形成的人事管理工作模式远不能适应日益激烈的市场竞争，因此必须转变思维方式、创新管理体制，建立起适应市场经济发展的现代人力资源管理制度，只有这样，医院才能获得更好的生存和发展机会。

一、树立正确的人力资源管理理念

人力资源是医院的战略资源和医院竞争取胜的关键，其他资源是人力资源的附属资源。因此，医院决策层应高度重视、积极支持和参与医院人力资源相关政策的制定，而从事人力资源的管理者应具备先进的理念、扎实的理论知识以及对人力资源管理方法和技术的熟练掌握，并通晓人文科学知识，建立全新的人力资源管理体系，实现由传统的以人员管理为主向以人才开发为中心的转变，对医院的人力资源进行长期规划、合理配置，以适应医院日

常工作的需求，以此加快医院发展战略目标的完成。

二、明确医院人力资源管理职能

随着社会科技的快速发展，人们对于经济技术更为看重，而经济发展必须要拥有人才。医院想要提升实力也需要培养更多的医学人才，这就需要人力资源管理部门发挥作用，医院管理者要加强对人力资源管理部门的重视和建设，要调整医院人力资源管理部门的中心，由于每家医院的实际情况不一样，所以医院人力资源管理部门要根据自身组织结构，建立一套完善的人力资源管理制度，要能对医务人员进行继续培训教育，要让各个岗位的医务人员都有接受培训的机会，同时也要注重岗位培训区别，要注重挖掘医务人员的潜能，激发出医务人员的积极性，改善医疗服务态度，增强医院整体实力。

三、组建人才队伍，实现技术提升

医院对于社会十分重要，肩负着治病救人的重担，所以医院必须要加强对医学技术的研究与提升。但在医院内部，医务人员的学历背景、临床经验都存在着差距，如果盲目地对所有医务人员进行统一培训，那样对技能较高的医务人员会造成资源浪费，而技能较低的医务人员也听不懂。所以医院人力资源管理部门可以对全院所有医务人员进行等级划分，根据医疗技能合理分类。这样医院就可以根据每个医疗技能的等级制定培训计划，为每个层次的医务人员创造良好的条件，将医院资源有效利用起来。在人才阶梯计划实施过程中，医院管理者必须要给予足够的支持，无论是资金上还是制度上，都要明确目标，快速提升医院临床诊治水平。

四、完善人力资源配置机制

在医疗市场竞争日趋激烈的形势下，医院要通过竞争上岗择优选拔人才。在内部选拔时，不仅要看到人才已有的成绩和经验，更要看到其基本素质、发展潜力和培养价值。在公开招聘时，要面对市场供求现状，拓宽用人渠道，打破单位、行业、地区的界限，为各类人才提供和创造发展机遇。要允许一个岗位多人竞争，严格按照招聘程序进行，一定要做到公开、公平、公正，这样才能保证招聘到高素质的优秀人才。

同时医院还要对人力资源进行合理配置，对组织结构进行优化，通过公开形式，对医院内部的人才实现最有效的配置和合理的流动，总之，实现人才资源的有效配置是把好医院人力资源管理的第一关。

五、建立健全薪酬体系和考核体系

医院想要发展必须要建立健全的薪酬体系，只有这样才能留住人才。而建立健全的薪酬体系，首先要对医务人员的劳动付出与所得薪酬进行观察，准确判断医院绩效考核制度是否合理。医院要紧跟时代发展的步伐，要对传统薪酬体系进行改革，实行按劳分配，对每个医务人员的学历水平、临床经验、工作表现等资料进行分析，综合所有因素，主动挖掘问题，剔除问题，公正、公平地对待每位医务人员，在薪酬分配方面做到透明化管理，积极引进医学人才，完善绩效考核制度，任何人都必须要严格遵守绩效考核制度，并把考核结果作为员工晋升、聘任、培训、教育和薪酬分配的依据。只有这样才能实现人才资源利用的最优化。

六、完善员工培训制度和激励机制

人力资本投资的主要方式有教育投资、培训投资、流动投资、福利投资等。其中，培训投资尤为重要。从医院的现状和长远发展考虑，培训投资可以增加医务人员的技能存量，可操作性强、收效快且效果明显。要对员工进行持续不断的教育培训，将继续教育、对外交流、脱产学习、外出进修和岗位培训、学术讲座结合起来。通过学习充分提高员工的创造能力，以此建立可持续发展的学习型医院。

七、创建医院文化，增强归属感

如果医院没有完整的医院文化作为支撑，那么医患问题肯定会逐渐加剧。而要创建医院文化，要加强医生作风建设，要宣扬救死扶伤、服务群众的行医理念，要从医院领导做起，要建立一套适合自己的服务理念，要积极影响医务人员。同时还要加强对医院文化的培训，所有医院人员都要准时参加，通过医院文化的宣讲，增强医务人员的归属感，树立其正确的价值观，端正自身，服务群众。

医院人才的引进、开发与培养

医院的长期发展离不开人才，拥有一支职业素质良好、医术精湛的卫生人才队伍是医院加强自身竞争力的重要因素。因此，医院应注重人才的引进、开发与培养，引进外来人才，开发人才资源，培养优秀人才，以实现"十三五"规划下医院人才队伍的发展需求。

一、引进外来人才：惜才、爱才、主动出击

人才的引进是一个投入少、见效快，可选择性较高的方法。不过人才引进的前提条件是医院要有能使这些人才拥有充分展示能力的舞台、环境和条件，更重要的是主观上要有惜才、爱才、主动出击的迫切渴望和要求，要有积极引入的内在思想意识和动力。

第一，主动出击，力争政策，创造条件，拓宽人才引进渠道。医院应根据业务发展和人员构成以及医疗市场的服务需求等实际情况，积极主动和各医学科研院所联系，引进、调入确实学有专长和又能为己所用的人才。相关人事和主管部门要制定有效的引进人才的实施办法，创造引智留才的各种条件。既可选择优秀的应届毕业生，也可引入具有较成熟技术和专业特长的人才，并力争引入在某个专业领域里具有相当水平和影响的专家和学科带头人。只有具备了较强的专业技术人员队伍和阵容，才能体现出医院的实力，也才能吸引更多人才流向医院。

第二，"不求所有、但求所用"，积极促成人的柔性流动。在不损害原用人单位合法权益的前提下，医院可通过参与项目研究、技术攻关，提供科技咨询、技术服务、人才培养的方法，跨地区、跨部门，对专业技术人员、管理人才和特殊技能型人才不办调动手续，以合同的方式，明确双方关系和职责权利。实行弹性工作制、工作日制、定时工作制、技术量化工作制等各种切实可行而又灵活有效的方法，充分借他人之智为己所用。

二、开发人才资源：促进人才的健康成长，并充分发挥人才的作用

对于医院来说，人才是强院的根本，医院的发展要依靠人才的发展。在医院硬件条件得到显著改善后，必须增强综合实力，人才是医院的核心实力。因此，必须把促进人才的健康成长和充分发挥作用放在人才工作的首要位置。

第一，加快建立适应各类人才成长的新型人才管理机制。医院要围绕高素质领导人才、经营管理人才、专业技术人才队伍建设，建立各具特色的分类管理制度，重视创新型人才、复合型人才的培养、选拔以及任用，树立重能力、重实绩、重贡献，鼓励创业、鼓励创新、鼓励竞争的用人新理念。

第二，加大对人才教育培训的投入。要利用培训和教育功能使医院成为

"学习型组织"，着力提高各类人才的创新创造能力。

第三，提高对人才的激励力度。激励是人才资源开发的核心。医院要积极研究个人需求和能产生各种激励作用的机制，最大限度地调动人才积极性，最终实现医院发展与人才资源开发的双丰收。

三、培养优秀人才：根据行业特点，采取相应措施

医学人才的成才和成长规律具有其专业所决定的特殊性。由于医学科学是一个充满未知的领域，它的服务对象又是社会人，直接针对人的健康和生命。因此，医学科学具有社会性、探索性和精确性。另外，它又是一门实践性很强、涉及多门学科和集体劳动的科学。临床实践和积累量的多少与人才的层次水平和掌握科学方法的层次成正比。同时，涉及的知识面和团队协作精神也是成才的必要条件。所以医学人才的培训有其特殊性。

第一，近期和远期相结合的培养。由于临床医学工作的特殊性，实践积累是一个必然的时间过程。对于初到医院的见习医师，医院可以把他们安排到内科、外大科各待半年，第2~4年他们可以在内科或外科专业后的各自的二级科室轮转，第5~6年，他们在初步确定临床二级学科专业后进行该专科业务和临床积累，并担任总住院医师。在这期间，临床医师每年必须完成一定时间的基础实验工作和操作，为专业学科发展打下全面而又坚实的基础，也使得"三基"考试（医院里的"三基"考试是指护士护理工作的基本理论、基本知识、基本技能的相关考试）有具体严格的和可操作的内容和标准。

第二，经常性和特殊性的培养方法。经常性的培养方法就是医院常规开展的人才培养方式，比如各科的读书讨论，每月定期举办院内学术讲座、全院学术讲座、学术年会、短训班、进修、参观学习等。特殊性的培养方法就是指远程教学、学历教育、在职研究生学习，科研工作和教学，和上级医院联合开展、引进新项目、新技术等。

第三，群体培养和个人培养。《中华人民共和国执业医师法》等法律法规明确规定，医务人员有接受继续教育的权利。从医学科学不断发展的客观需求出发，每位医务人员必须终身学习，不断成长。根据医院的实际要求，各科各专业既要有特别突出的德技优异者，又要结合医护人员个人的特点，创造性地对其进行开发性的特殊培养。此外，医院还要注意人才梯队建设。

第 2 章

基于人力资源配置的组织梳理及流程优化

医院岗位配置难点与基本策略

最大限度发挥人力资源的作用是医院人力资源配置的核心所在。从目前情况来看，医院的岗位配置存在一定的难度，具体表现在以下五个方面：

一、传统事业单位组织架构与现代管理流程冲突

很多医院组织架构还停留在传统事业单位组织架构的状态，因而必然会与现代管理流程发生冲突，这使医院不能适应竞争激烈、变化迅速的医疗市场环境。针对这种情况，医院管理者应该积极探索医院组织架构的改革方向，通过改革建立起一个适应现代管理的组织架构，从而使医院更好地适应内外环境变化的趋势。

二、制度、职能与工作实际内容不相符

医院的现行制度与工作实际内容没能很好地相互结合，制度不具备参照性、合理性和可操作性，因而无法应对执行中发现的问题和出现的新情况。对此，医院领导者必须适时修订、增订或删减制度，使其与医院实际工作内容相结合。另外，领导者还要根据医院管理工作重心的转移和实际情况，对制度加以持续改进。

除了制度方面的缺陷，很多医院的某些职能也没有得到应有的发挥。医院的职能包括承担本区域居民的预防、医疗和保健任务；区域内传染病、职业病和非传染性慢性病的防控；区域内人群的健康教育工作；强化区域内医疗救治体系，有效应对各种突发性公共卫生事件。很显然，在现实生活中，

许多医院在这些方面做得不到位，因此出现了医院职能与工作实际内容不相符的情况，必须要引起足够重视。要想改变这一现状，医院需要加强职能管理，更需要强化各级人员的技能和责任心。

三、因人设岗、因权设岗、能人多劳等不确定因素

很多公立医院在岗位配置上存在因人设岗、因权设岗、能人多劳等不确定因素，这是公立医院岗位设置的困境。医院以调整收入分配为主要目的，在缺乏工作分析的条件下进行了岗位设置。由于工作目标仅为眼前现实，历史问题不能一时解决，管理水平难以快速提升，岗位设置在设岗、定级、考评等方面都遇到问题，未达到满意效果。对此，医院领导一方面需要围绕岗位设置做好人员准入、培训和考核，推进人才队伍建设、进行人员配备；另一方面也要根据绩效考核情况及时审查和调整岗位设置内容，努力做到事得其人、人尽其能。

四、行政、后勤面临的挑战

现在医院还受传统的计划经济体制思想的影响，"大而全、小而全"的组织机构设置模式还没有从根本上得到改变，医院的人事权和分配权大都集中在行政主管部门，医院的领导主要还是通过行政任命，人员还没有实现由"单位人"向"社会人"的全面转变，在分配制度上大多数医院在执行国家几十年沿用下来的等级工资制度，这些都严重制约着医院的改革与发展。只有从管理体制上进行根本性的改革，打破行政职务、专业技术职务的终身制，实行由身份管理向岗位管理转变，医院才能增强活力，更加灵活高效地参与竞争。

医院后勤服务是医院的支持保障系统，服务涉及面广，渗透到医疗活动的各个方面，因此，医院后勤服务行业也就成为医改受影响最深的医疗延伸行业之一。目前，公立医院后勤服务面临着沉重的压力，比如：病患流量增大，后勤负担加重；后勤成本增加，财务压力加大；监管要求提高，后勤难度加大。新医改方案实行将使医院在日趋激励的市场环境中，不仅要面对同类医院的挑战，还要面对其他所有制性质医院的挑战，甚至还要面对不同地域医院的挑战。公立医院的后勤服务改革，除了利用国家财政投入增加先进医疗设备、设施，提高医院的装备水平外，医院方面还应该加大科研经费、研发力量的投入，提升医院治疗水平；加强医务人员特别是医生的培养、培训，造就一支高质量的医疗队伍；确立、强化优势专科，树立品牌特色；改

造管理模式，优化医疗服务质量。总而言之，为了让自身顺应改革的大形势，医院必须不断加大自身的改革力度，不论是对外部还是在内部都要引入竞争机制，增强医院的生机和活力。

五、临床、医技面临因病种、服务优化体验的挑战

临床医生的医技是临床胜任力的集中体现，由于新的病种的出现，以及新形势下人民群众对服务优化体验的强烈需求，使得临床医生乃至医院在临床和医技方面的管理面临新的挑战。面对新病种及服务优化体验的新情况，医生不仅需要具备精湛的临床技术，同样还需要具备高超的合作、沟通能力，充沛的精力和体力，良好的人文和哲学素养，以及终身的知识更新和实践能力的提高；而管理方面也要制定医技管理制度，进行精细化管理，形成医院临床、医技科室经济评价体系。

针对上述存在的问题，需要岗位配置双驱动（见图 2-1），即通过组织梳理和流程优化，实现岗位配置动态平衡。

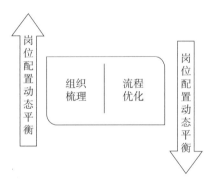

图 2-1　医院岗位配置双驱动

医院岗位配置的比例与调校要素

医院岗位配置的范围主要包括临床医生人员配置、临床护理人员配置和新设备类医技科室人员设置，需要明确各类人员的配置比例，并把握相关的调校要素。

一、岗位配置假设前提

对于医院的岗位配置，本书以三级医院为假设前提来分析。三级医院的各级各类人员一般包括卫生技术人员、行政后勤和工程技术人员，其占比情况大致为：卫生技术人员占全院的70%~82%，其中各类人员占比情况是：医师人员占比为28%；护理人员占比为50%；药剂人员占比为3.5%~7%；检验人员占比为4%；放射人员占比为4%；其他人员占比为8%。行政后勤人员约占全院的20%，其中各类人员占比情况是：行政人员占比为8%；后勤人员占比为11%。工程技术人员占全院的2%。

二、临床医生人员配置

临床医生人员配置的标准值与调校要素如图2-2所示。

标准值：

临床病房医师
普通病床：医师=1:0.2
特殊床位（ICU）：医师=1:0.8

普通病房各级医师数

床位：住院医师=1:0.1
主治医师：住院医师=1:2
副主任医师：主治医师=1:2

主任医师：副主任医师=1:2
婴儿床：医生=10:1（参考中国台湾及中国香港）
手术科室的手术医师：日平均手术例数=1.2:1

调校要素：

患者要素	分布占比	权重调校矩阵
病情		0.2-1
病危、重床日		0.5-1.5
低龄/高龄占比		0.2-1
手术高级别/占比		
科室要素		
婚育异动		遇1+0.5
进修发展异动		遇1+1
实际工时与标准工时比	大于1时	纳入调整重点要素

图2-2 临床医生人员配置的标准值与调校要素

资料来源：《北京中医医院部门职能说明书》。

在这里，我们来看一个某职级医师数公式：$M = (Tw \times B \times R)/Ta \times 15/P \times C + A$。

式中，M代表某职级医师数，Tw代表住院医师日治每位患者所需工时，B代表核定编制床位数，R代表病床使用率，Ta代表住院医师日均有效工时，P代表住院医师比例数，C代表患者病情等综合影响系数，A代表机动数。

医疗人员配置理论测算需根据各科室床位数、各科室门诊量数据，在一定的效率假定条件下，测算医院医疗人员的理论值。此处，未考虑教学、科研对人员配置的影响。

第一，测算依据说明：①病房医师配置。普通病床：医师 = 1∶0.2；干部保健病床：医师 = 1∶0.3；特殊床位（ICU）：医师 = 1∶0.8。②门诊医师配置。医师∶患者 = 1∶48（1 医师接诊 6 人/小时）；口腔医师∶患者 = 1∶16（1 医师接诊 2 人/小时）。医生接诊患者量平均 6 人/小时，其中，外科、皮肤科医生接诊患者量平均 7 人/小时；妇产科、眼科、耳鼻喉科医生接诊患者量平均 6 人/小时；内科、针灸科、男科、感染科（肝病）医生接诊患者量平均 5 人/小时；推拿科、疼痛科、身心医学科医生接诊患者量平均 4 人/小时；口腔科医生接诊患者量平均 2 人/小时。

第二，测算公式说明：病区医师：①理论病区医师人数 = 病区床位数×医师病床比；②理论门诊医师人数 = 科室年门诊人次÷251÷医师每天门诊人次；③理论应配置病区医师人数 = 理论病区医师人数 + 理论门诊医师人数。

第三，门诊医师配置：当医院床位日均门诊量 = 1∶3 时，理论测算时不另外加配专门的门诊医师（参考综合医院）；当医院床位日均门诊量 < 1∶3 时，日均门诊量每增加 100 人次，增减医师 5~7 人（参考综合医院）。

第四，测算公式说明：应配门诊医师数 = 超额门诊量÷100×7。

三、临床护理人员配置

临床护理人员配置的现行标准值与调校要素如图 2-3 所示。

第一，护理管理进行能级梳理。N_0 阶段属于新手护士、刚毕业的护士，其特点与职责是在上级护士指导下观察患者、收集数据、做出方案；N_1 阶段属于初级护士，其特点与职责是有一定经验，可独立按常规工作；N_2 阶段属于称职护士，其特点与职责是熟练掌握多种技能，可综合运用知识技能为患者提供整体护理；N_3 阶段属于精通护士，其特点与职责是理论与技能丰富，能迅速准确地分析处理预测病情变化，有领导能力；N_4 阶段属于专家护士，其特点与职责是理论与技能丰富，能运用革新的方法对患者进行切实有效的护理。

第二，各层护士职责与配比。N_1 阶段一般患者护理；N_2 阶段重症患者护理；N_3 阶段教学 + 重症患者护理；N_4 阶段研究 + 专科护理。

四、新设备类医技科室人员设置

新设备类医技科室人员设置采用成本倒推法，具体如下：
①每台新设备的最低人员配比要求；②（设备年折旧 + 最低人员年费用）÷平均费用 = 最低水平年业务量要求；③预估（或）工作量÷年最低水平业务量

现行标准值：

普通病房：

1. 床位：病房护士=1：0.4（管理年）
2. 床位：重症监护室护士1：（2.5~3）（管理年）
3. 妇产科　助产士：妇产科病床=1：（8~10）
产房产床：护士=1：2（管理年）
4. 婴儿室　护士：婴儿床1：（3~6）
（90年，护士：婴儿床1：3）
5. 手术室　护士：手术台=（2~3）：1（管理年，要求>3:1）
6. 注射室　护士：总病床数=（1.2~1.4）：10
7. 供应室　护士：总病床数=（2~2.5）：100
8. 急诊　护士：总病床数=（1~1.5）：100
急诊流水患者：护士10：1（管理年）
急诊留观患者：护士2：1（管理年）
监护室患者：护士=1：2.5

调校要素：

病人情况	分布占比	调整能级
病情		
病危、重床日		
低龄/高龄占比		
手术高级别/占比		
在职情况		
婚育异动		
进修发展异动		
实际工时与标准		
工时比		
机动人员		6：1

图2-3　临床护理人员配置的现行标准值与调校要素

资料来源：《北京中医医院部门职能说明书》。

要求=工作量负荷系数；④工作量负荷系数×最低人员配比数；⑤根据患者情况、流程优化情况等进行人员调校，每多一个班次，增加1~2个机动人数。

岗位职责梳理基本方法与总体思路

在岗位职责梳理过程中，基本方法的运用是必不可少的，同时要有总体的工作思路，并做好工作内容、工作方法和结果输出这三个方面的具体工作。

一、职责梳理方法

岗位职责梳理方法主要有汇总法、流程法和自测法。

第一，汇总法。通过发放岗位调查问卷，由员工自身总结其岗位的工作内容，从而详细掌握员工的第一手资料，并增强员工对自身职责的理解和反思。

第二，流程法。梳理科室各项业务和管理工作流程，将工作流程中的工作内容分配到各岗位。确保各部门职能、各岗位职责流畅地衔接在一起，更好地体现岗位职责，也有助于业务流程的优化。

第三，自测法。在岗位说明书初稿完成后，发给员工，员工经过一段时间验证，发现其中的不足，并提出意见，进而再次对岗位说明书进行修订。

二、职责梳理的总体工作思路

职责梳理的基本流程包括四个环节：医院基础调研（部门关键职能）；部门职能梳理（部门关键说明书）；部门作业流程梳理（标准作业流程说明书）；岗位说明书，如图 2-4 所示。

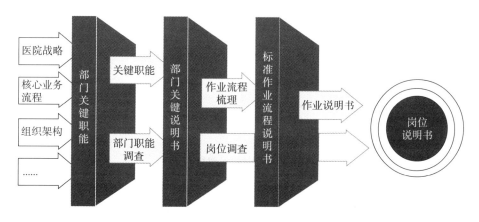

图 2-4　职责梳理的基本流程

上述基本流程的工作包括三个方面，即工作内容、工作方法和结果输出。其中，部门职能梳理、部门作业流程梳理和岗位说明书这三个环节比较复杂，涉及许多具体的工作。

第一，医院基础调研的工作内容、工作方法与结果输出。

工作内容：收集医院各类基础资料，包括医院战略、组织架构、科室介绍、业务介绍、人力资源数据、关键管理制度等；对医院资料进行系统研究，全面熟悉医院战略、业务、部门职能等。工作方法：内部资料收集、案头研究、访谈。结果输出：医院各部门关键职能。

第二，部门职能梳理环节的工作内容、工作方法与结果输出。工作内容：医院部门职能问卷调查；整理问卷，梳理部门职能，并邀请各职能科室参与讨论职能修改和优化，形成部门职能初稿；邀请院领导就初稿提出意见，最终确定医院部门职能。工作方法：问卷调查、访谈、会议、案头研究。结果输出：《部门职能说明书》。

部门职能梳理环节包括以下具体内容：

（1）部门职能调查，即对全院所有临床、医技、药剂、行政后勤科室做职能问卷调查。然后制成部门职能级别表（见表 2-1）和职能类型描述表（见表 2-2）。

表 2-1　部门职能级别

一级职能	二级职能	三级职能

表 2-2　职能类型描述

探讨类型	具体描述
与本部门职能有交叉的部门和职能	
与本部门职能有重叠的部门和职能	
与本部门职能有错位的部门和职能	
其他如职能空档、职能缺位等问题	

备注：为帮助您准确有效地完成此表格，请您一定花 5 分钟时间阅读《医院部门职能梳理说明文件》。

（2）对部门职能进行整理、质疑，与中层人员共同讨论、调整、优化。最后形成包括部门基本情况、工作关系、部门设置目的、部门职责、部门权限等内容的表格，如表 2-3 所示。

表 2-3　部门职能描述

一、部门基本情况

部门名称	医务处	部门编号	
部门负责岗位	主任	部门岗位编制	5+2+2+3

续表

二、工作关系	
上级部门	业务副院长
下级部门	质控办、临床科室、医技科室、医患部
内部协调部门	临床、医技科室、医患部、质控办
外部协调单位	各级卫生健康委、中医药管理局、医管局、监督所、药监局、××市生态环境局、××市疾控中心、××区疾控中心

三、部门设置目的

在主管院长领导下，具体监督管理全院的医疗工作。对全院医疗业务、医疗质量、医疗技术实施科学的组织管理，检查、督促院方的方针、政策及各项规章制度的落实和实施，并将实施情况及时反馈院方，以保障全院医疗工作的正常运行

四、部门职责

1. 依法执行管理
   （1）建立健全依法执行管理组织机构及办公机构；
   （2）选配依法执行管理员；
   （3）建立健全依法执行管理规章制度；
   ……

2. 医政管理
   （1）制定医疗管理制度、管理规定、服务流程等；
   （2）制定医疗质量监督管理办公室工作制度；
   ……

3. 医疗管理

4. 质量控制管理
   （1）检查与考核住院病历及急诊病历；但是门诊病历归门诊部管理；
   （2）对主任医师、执行主治医师的查房情况进行考核；
   （3）管理医药部的抗菌药物；
   （4）点评医嘱、点评处方；
   （5）管理危重症患者及医疗安全隐患患者

5. 重点专科建设
   （1）具备较强的解决本学科疑难、复杂和危重病症的能力；
   （2）具有对本学科关键技术和方法进行消化吸收和创新的能力；
   （3）具有较强的开展省内外技术合作研究和学术交流的能力；
   ……

6. 进修及社区医疗管理

　（1）医师外出进修审批；

　（2）规范培训住院医师临床工作；

　……

7. 医疗应急管理

　（1）组建突发公共事件应急领导小组，设置应急办公室、防卫科、保卫科等，以便应急；

　（2）制定各项应急处置的原则；

　（3）制定紧急情况下，各科室、各部门之间的协调流程；

　……

五、部门权限

审批权限、人事权限、业务权限、财务权限等

修订履历

版本号	修订时间	修订内容	修订者	审核者	审批者

（3）医院高层对各部门职能进行讨论、确认，最终得到部门职能终稿，如表 2-4 所示。

表 2-4　最终确认的部门职能终稿

一、部门基本情况

部门名称	医务处	部门编号	
部门负责岗位	主任	部门岗位编制	5+2+2+3

二、工作关系

上级部门	主管副院长
下级部门	质控办、临床科室、医技科室、医患部
内部协调部门	临床、医技科室、医患部、质控办
外部协调单位	各级卫生健康委、中医药管理局、医管局、监督所、药监局、××市生态环境局、××市疾控中心、××区疾控中心

三、部门设置目的

在主管院长领导下，具体监督管理全院的医疗工作。对全院医疗业务、医疗质量、医疗技术实施科学的组织管理，检查、督促院方的方针、政策及各项规章制度的落实和实施，并将实施情况及时反馈院方，以保障全院医疗工作的正常运行

续表

四、部门职责

1. 医政管理

（1）制定医疗管理制度、管理规定、服务流程等；

（2）制定与组织实施专项任务工作方案，如医院等级评审、持续改进活动、三好一满意、医疗质量万里行、主诊医师试点、抗菌药物专项整治、中医会诊技术指导中心建设、中医适宜技术推广基地等；

......

2. 医疗管理

（1）组织会诊，如院级会诊、疑难病例讨论、多学科联合查房、外院专家会诊等；

......

......

五、部门权限

审批权限......

修订履历

版本号	修订时间	修订内容	修订者	审核者	审批者

第三，部门作业流程梳理环节的工作内容、工作方法与结果输出。工作内容：基于科室职能，全面详细梳理其职能之下的各项业务流程，详细描述流程中的工作，并进行必要的优化；进行岗位问卷调查，明确医院各部门岗位管理情况。工作方法：问卷调查访谈、现场观察、查阅工作记录、会议、案头研究。结果输出：《某中医医院部门标准作业说明书（SOP）》。

部门作业流程梳理环节包括以下具体内容：

（1）医院各部门业务和管理流程的发现和调查。基于部门职能，通过头脑风暴会议发现各部门的关键管理和业务流程，并进行详细的流程调查，如表 2-5 所示。

表 2-5　医院各部门业务和管理流程的发现和调查

流程名称：
流程的客户：
流程的目标：
流程周期：

续表

序号	活动名称	责任科/岗	具体工作描述/工作质量要求/异常处理	存在的问题	周期工作量	活动耗时
1						
2						
3						
4						
5						
6						
7						
8						
9						
10						

（2）业务和管理流程的整理、优化、确认。通过查阅科室工作文档、科室内部讨论、观察法、案头研究等形式，对科室流程活动进一步明确和优化，并详细整理作业程序，如图2-5、表2-6所示。

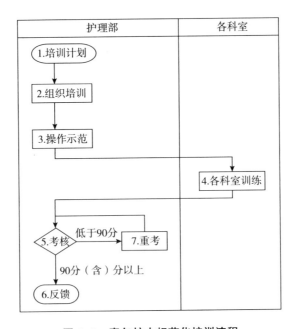

图2-5 青年护士规范化培训流程

表 2-6　业务和管理流程的整理、优化、确认

流程步骤	工作内容及工作目的描述	重要输入及要求（数量、质量）	重要输出及要求（数量、质量）	需补充内容
1	拟定培训计划，明确开展此次培训的目的、内容、参加人员及时间安排		青年护士规范化培训计划	一般培训频次为？
2	将此次培训计划通知给各科室护士长，统一时间及地点	培训具体安排		通知护士长的方式是？
3	开展培训，示范此次操作的相关流程，讲解注意事项			如何对该过程进行监督，提高培训质量？
4	按照示范的流程及要求在科室进行训练			如何对该过程进行监督，提高培训质量？
5	对照考核标准，对参加人员进行考核	考核具体安排	各科护士考核成绩	考核一般发生在培训后多长时间？考核老师是？考核标准是？可能遇到的问题及处理办法？
6	将考试成绩在护士长会上进行反馈，达标分数为90分，考试结果作为绩效考核的考核内容	考核成绩	考核反馈总结	考核成绩在何时公布？考核反馈是否形成文件？反馈总结的基本内容是？
7	对不达标人员进行重新补考，力争人人过关	补考人员具体安排	培训总结	重新补考一般在公布成绩后多久？补考不过的情况下如何处理？

（3）医院中层和高层领导对关键流程和作业程序进行讨论确认，形成医院标准作业（SOP）说明书。如表 2-7 所示的青年护士规范化培训作业标准。

表 2-7　青年护士规范化培训作业标准

一、目的

通过规范青年护士培训流程和具体操作内容，提高培训的整体质量

二、适用范围

本作业说明适用于医院护理部组织的青年护士培训任务

流程责任岗	护理部培训组长	责任岗位	护理培训组成员

三、作业内容

作业程序				

作业描述	序号	名称	详细描述	责任岗位
	1	拟定培训计划	培训组长根据年度培训计划……	护理部培训组长
	2	培训前期准备	培训组成员根据培训计划……	护理部培训组成员
	……	……	……	……

四、使用的表单及工具设备

表单一：《培训计划表》

表单二：《护士培训通知单》

工具设备：

五、注意事项

……

六、相关引用标准

《护理操作技术规范》……

七、修订履历

版本号	修订日期	修订者	审核者	审批者

第四，岗位说明书环节的工作内容、工作方法与结果输出。工作内容：基于医院职能说明书、标准作业说明书、岗位问卷确定各部门内部的岗位设置，明确各岗位职责；同时根据岗位职责，对各岗位进行价值评估，建立医院职位管理体系；审核，实践验证。工作方法：访谈、现场观察、查阅工作记录、会议、案头研究。结果输出：《岗位说明书》和《职位管理体系》。

岗位说明书环节包括以下具体内容：

（1）岗位调查。以科室为单位，在全院进行岗位问卷调查，如表2-8所示。

表 2-8　岗位基本情况调查

岗位名称：		所属部门：	
所属职族：□院领导□业务中层管理人员□行管后勤中层管理人员□医疗人员□医技人员□护理人员□行政管理基层人员□后勤基层人员			
参加工作时间：		本岗位任职时间：	
到本单位时间：		本岗位前工作岗位：	
直接上级：			
直接下级：		人数：	
工作职责			
工作职责		占用时间（%）	负责程度
日常工作内容（主要内容+频次+产出）			
工作关系			
联系部门	职位	工作内容	频率
工作汇报关系			
工作权限			
工作绩效衡量指标			
联系部门			

工作汇报关系	

任职资格要求	
任职本岗位所需能力	能力级别
决策能力	
领导能力	
……	
任职本岗位需要的创新能力	
任职本岗位需要的工作经验	
任职本岗位需要的最低学历	
任职本岗位的专业要求	

（2）基于岗位调查问卷和部门流程作业说明书，对各部门进行定岗，同时编制岗位说明书。表 2-9 是某位财务处处长的岗位说明书。

表 2-9 财务处处长的岗位说明书

一、岗位基本情况	
岗位名称：财务处处长	所属部门：财务处
岗位编号：	所属职族：行政中层管理人员
直接上级：院长	所辖人数（数量）：15 人
直接下级：收费处科长、会计核算组长、薪资核算组长	

二、岗位职责与权限	

岗位职责与工作内容表述	权限
职责表述： 组织制定财务处的发展规划、工作计划和工作总结。 工作时间百分比：10% ■ 参与医院发展战略规划的制定； ■ 依据医院整体发展战略，制订财务处的业务发展规划； ■ ……	√对医院的建议权 √本部门计划的决策权和指挥权 √文件的起草权

续表

......

三、负责起草或撰写的文字资料

■ 汇报文件和报告

四、负责保管的物品或文件资料

五、财务权限

当涉及 1000 元以上的费用支出或投资决定时，必须向上级主管申请批准

六、工作汇报关系

汇报上级岗位	必须向上级主管汇报的事情（口头/书面）
业务院长	重要的上级指示、规定（口头/书面）

七、工作协作关系

协调对象	密切地协调关系的部门
院内	全院的临床科室、医技科室、院领导等
院外	卫生健康委员会、中医药管理局、法监处等

八、任职资格

教育水平要求：硕士以上学历	专业要求：财务管理等相关专业

从业资格要求：主级会计师及以上
培训经历：会计继续教育培训、医院财务管理知识培训等
经验：10 年以上工作经验，5 年以上相关岗位工作经验……
知识：精通财务管理和会计核算知识、掌握医院管理知识……
能力：较强的财务管理、财务分析和判断能力……

九、应知法律法规、核心制度

法律法规	《中华人民共和国会计法》《中华人民共和国税收征收管理法》
核心制度	《会计基础工作规范》《事业单位会计制度》等

十、工作特征

工具设备	计算机、扫描仪、计算器、档案柜……
工作环境	独立办公室，舒适程度一般
工作时间	工作时间规律，有时加班和出差

十一、关键考核指标

......

（3）基于岗位说明书，运用包括 36 个因子在内的岗位价值评估体系对全院各岗位进行价值评估，如表 2-10 所示。

表 2-10　岗位价值评估的评估维度、评估因子及权重

评价维度	评价因子	权重
知识和技能	学历要求	
	职称要求	
	工作经验积累要求	
	专业知识与技能要求	
	管理知识与技能要求	
	综合协调与判断能力要求	
岗位所承担的责任	监督指导下属的责任	
	内部协调的责任	
	外部协调的责任	
	资产控制的责任	
	对业绩指标所承担的责任	
	对决策所承担的责任	
岗位所承担的风险	工作风险的易发生程度	
	工作风险发生后果的严重程度	
	下属风险发生后所承担的责任程度	
	抵抗风险中所承担的责任轻重	
	抵抗风险的心理压力情况	
	职业危害程度	
工作复杂程度	技术含量与技术的难度	
	技能的复杂程度	
	基本工作量的大小	
	工作时间的不规律性	
	工作的紧张程度	
	工作压力程度	

评价维度	评价因子	权重
工作涉及范围与沟通能力	工作涉及范围的广度	
	工作涉及范围的深度	
	维持工作关系所需要花费的精力	
	沟通中的情绪掌控能力	
	沟通的频率	
	沟通的难度	
创新能力	工作本身的程序化程度	
	所需要的应变能力	
	所需要的观察分析能力	
	所应具备的科研能力	
	所应具备的创新思维能力	
	所应具备的开拓精神	

（4）根据岗位价值评估，确定岗位系数、职等、职级，建立起医院完善的职位管理体系，为医院确立合理的薪酬体系提供依据，如表2-11所示。

表2-11　岗位的系数、职等、职级示例

职等	管理	职系											
		医务		护理		医技		药剂		行政		后勤辅助	
		管理	专业	管理	专业	管理	专业	管理	专业	管理	专业	管理	专业
30	院长、书记												
29	副院长		一级主任医师										
28	医务科长									财务科长			
27	护理部主任	科主任							药学部主任				

职等	职系											
	管理	医务		护理		医技		药剂		行政		后勤辅助	
		管理	专业	管理	专业	管理	专业	管理	专业	管理	专业	管理	专业
26			二级主任医师	科室护士长		科主任							
25	医保办主任		副主任										
24							一级主任技师	中药房主任				器械科长	
...													
15													高级技工
14					护师				药师	中级会计师		木工组组长	

患者服务、后勤服务、行政管理的流程优化

对医院来说，基于人力资源配置的流程优化需要从精简流程、重组组织、缩减岗位的视角来进行，工作重点是注重患者服务流程优化、行政管理流程重组和后勤服务流程优化。

一、患者服务流程优化

对患者而言到医院就医能否感到满意，有两个关键性的因素：其一是在医院享受到的各种服务是否到位，其二就是治疗效果能否令自己认可。而对医院来说，想要提升患者的满意度，也必须要在这两个层面上下足功夫。通过精湛的医疗技术和周到的服务，与患者建立良好的医患关系，为患者提供

整洁舒适的就医环境。

第一，优化就诊流程。为了让患者在最短的时间内得到更有效的治疗，医院要保证他们入院就诊的每一个环节都有导医带领，节省患者时间，避免患者在不熟悉的环境中耽搁宝贵时间，缓解患者的焦急心情。导医岗位虽然看上去简单，工作却很重要，因为每一个患者来到医院首先得与他们接触。导医只有严格遵守服务流程，才能保证工作质量。

第二，改善就诊环境。为了能够更好地保护受术者隐私，让受术者在一个轻松、舒适的环境下进行手术，医院不妨开展"一人一医一室"的私密问诊及心理指导，这样可以在很大程度上杜绝"一人看病，众人围观"的现象，也能够很好地保护受术者个人隐私安全。

第三，保持环境整洁舒适。门诊大厅增加夜间卫生巡视，确保环境清洁；严格按照无烟医院的要求，在公共场所设立明显的禁烟标识。

第四，设置规范标识。在门诊大厅的醒目位置设立建筑平面图，并张贴就诊流程及就诊须知，制作楼层索引及科室标识，方便患者及时就医。在门诊各楼梯踏步处设置明显的安全提示标识，并按照规范标准对门诊各部位安全提示标识进行规范。

第五，及时公开相关信息。利用电子屏、公示栏等，特别是医院网络，向患者和社会及时公开相关诊疗、服务价格信息。患者可以通过自助系统查询就诊项目、药品、单价、总费用等。

第六，改善便民服务设施。在门诊各楼层添置电子体重秤、手机自助充电设备、饮水机的数量，同时为患者提供放射防护，以此方便患者就医。

医疗服务的改善永无止境，只有通过医院服务的改进，才能让医院获得患者更多的认可。

二、行政管理流程重组

行政流程设置不合理，给临床科室带来很大压力。比如，医疗的审批流程不合理，临床科室要开展一项新业务，需要通过很多关卡，从申请到最后审批执行需要等待很长时间，从而影响新业务的开展。又如，管理流程中疏于对临床科室日常工作的登记和评价，需要对各科室及其成员进行绩效评价时，拿不出客观的数据资料，临床科室不得不重新自己填写材料，自己搞总结，自己评价自己，这样不仅不利于绩效评估，而且增加了科室成员的负担。种种情况表明，医院必须优化乃至重组行政管理流程。

第一，行政流程的设置。设置行政流程时应充分考虑如何方便各职能部门工作的开展和临床科室核心流程的实现。建议对临床科室采用"一站化"

服务模式，即凡涉及临床科室的工作只需要申报或审批一次即可；临床科室拟开展的工作按照归口上报各级部门，各级部门对临床科室上报的工作做好登记、汇总。比如临床科室的人才建设，只需要选好引进对象，申请引进即可。此后，对于每个人的培养过程，均由管理部门记录在案。

第二，绩效评价应采取现场评价方式。在绩效评价方面，应客观、公正、透明，注重日常数据评价和随机现场评价。日常数据评价的是整体的量化资料，可以从宏观角度评价多个方面的情况。不过这样做的缺点是采用终末数据，存在一定的间隔；而现场评价则是从微观的角度出发，利用现行规章制度中各项标准所确定的最基本要求，针对医疗环节质量，特别是医疗规章制度落实、医疗护理过程质量和院内感染等情况进行检查评估，弥补数据评价的不足，达到控制质量的目的。在现场评价过程中，每一项工作都有归口，都有记录，都有具体的数据质量评价。

总之，提高医院的行政管理水平就是一个"融智"的过程，行政管理流程要渗入临床科室年终总结、学科评估、职称晋升、任期制考评等诸多工作中，避免临床科室再为这些非临床工作分心。

三、后勤服务流程优化

医院后勤管理分为三个部分：一是后勤管理性工作，二是后勤服务性工作，三是后勤经营生产性工作。后勤服务性工作包括人事、会计等，而后勤经营生产性工作包括医院所有的洗衣等存在盈利的部分。因此，医院后勤流程优化工作必须围绕这几个方面展开。

第一，医院后勤流程优化一定要有效率。比如对能源管理、废水的处理，就需要改善设备，提升节能管理，还要让所有人养成随手关水关灯的习惯。另外，成本和效益都需要考虑。以空调系统为例，医院后勤耗费最多的便是空调系统，所以能少用就尽可能地少用。正所谓积少成多，聚沙成塔，千万不能小瞧这些微小的力量。

第二，医院后勤流程优化一定要实现财务效益化。财务效益化怎么理解呢？举例来说，医院用 100 元达到 80 元的效益，跟 100 元达到 120 元的效益就明显有很大的区别。以消防安全及保安门卫为例，管理者都知道，这个最重要。人们常说水火无情。医院要想在发生火灾的第一时间灭掉它，平时对人员的训练非常重要，像定期火灾模拟演练、避难疏散规划、常态性电气设备管控等工作必不可少。在医院里面经常给工作人员一些情景演练，就会让人员有及时的反应。如果跟火灾袭来造成的损失相比，提前演练预防投入的成本简直微不足道，这也就实现了财务效益的最大化。

第三，后勤管理要标准化。后勤管理标准化包括：组织标准化、信息标准化、流程标准化、评价标准化。后勤管理标准化要是能实现，各种问题出现的概率就会降低，而且还能达到节流的效果。因此，目前很多医院都把后勤管理标准化作为后勤发展和改革的重点。

第四，非核心项目社会化。非核心项目是指那些跟医院本身的专长和特色没有太大可比性的项目。所谓非核心项目社会化就是指医院适当放权，把一些不太重要的项目以直接外包、驻院外包等形式转让出去。比如，清洁卫生工作、电梯维修、五大气体维修、中央空调维修、基建维修、绿化等。

非核心项目社会化改革充分利用了市场资源，可以帮助医院降低成本，提高效率，从而使其有更多的时间和精力投入到自己的核心工作或关键岗位上来。不过非核心项目社会化利弊共存，医院要真正实现这一任务还要克服很多困难。

综上所述，要做好医院的后勤管理，以上四个方面必须做好。另外，医院要对全员的成本意识持续教育，细节管理、目标管理、人性管理、节流开源、服务优于收益，管理目标通过正确的手段就会有好的成果。

第二部分　医疗、护理管理职能与关键流程

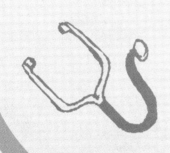

医疗和护理是医院的两项重要工作，对患者的身心健康有着不可忽视的影响。医疗工作者包括临床及辅助科等科室从事医疗工作的医生，护理工作者指的是从事护理工作的护士，包括门诊、住院、护理部、供应室、消毒室等的护士。实践中，医护人员任何一种医疗差错都会给患者带来身心健康的损害，甚至危及患者生命。因此，必须做好医疗和护理工作，明确管理职能，发挥角色作用，熟悉关键流程，遵守操作规范，这样才能提高医疗和护理服务质量，从而发挥现代医院的整体效应。

第 3 章

医疗管理职能与关键流程

医疗管理职能介绍

一、制定医疗管理计划

第一，依据卫生事业的方针、政策，上级要求和指令，地区卫生规划，社会医疗需求情况以及医院的医疗资源状况，在医院工作总体计划下，制订医疗计划。医疗计划分长远的目标计划和近期的执行计划。

第二，计划内容主要是：医疗规模数量、质量要求，医疗业务技术的发展，规章制度的建设，医疗资源的调配与开发，以及重点解决的现实问题等。

第三，将计划逐项分评和落实到各环节、各科室，建立相应的检查反馈制度。

二、合理组织医疗技术力量

第一，根据医疗管理计划的目标与任务规定，合理组织医疗技术力量，以充分提升医疗技术力量的工作效率，产生最佳的整体效应。

第二，组织医疗技术力量的主要内容：医疗组织机构的设置和调整，医疗技术人员的配备、组合与调度，医疗技术人员的调整与排班，健全医疗指挥系统及精干高效的职能部门，健全科室的医疗班子。

三、制定各项医疗规章制度

第一，医疗规章制度的制定要依据上级颁布的有关法规与要求，遵循医疗活动规律和医疗管理原则，反映医学科学技术，尤其是临床医学的发展，要从有利于提高医疗技术水平、质量水平，提高医疗资源效益的角度，科学地制定本医院范围所需的规章制度。

第二，主要包括：以责任制为中心的医疗管理制度、各级人员职责、各种诊疗常规、各项技术操作规范，有关的报告、会议制度等。

四、做好医疗活动中的调控

第一，医疗活动的变量多且有难以预测性，因此医院要做好医疗活动中的调控。这是一项经常性的任务，目的在于使医疗系统的活动处于应有状态，保持常规运行又能随机运作。

第二，医疗活动的调控是多方面的、多环节的，诸如：社会对医疗需求的增加而进行工作量的调度与分配；医疗任务量扩大或医疗机构改革对技术人员的再组合；医疗技术发展或新的学科的建立要求业务科室再调整，业务发展方向再确定；开展新技术项目的合作攻关及互相支援；由于医疗业务工作或某项医疗活动必须加强科室间、部门间的协作；危重患者的多科联合共管；完成某项临时性任务的人力、物力应急性调配；人际关系的调节等。

第三，对于诊疗工作中常发生不协调的地方，如急诊患者的诊疗工作，难以确定属于某学科的患者住院的问题，应该充分掌握情况，摸准其规律，并经科室领导的共同讨论，制定出相应的协调合作制度，使之处于惯性运行状态。

第四，因为调控工作是经常的、大量的，所以医院应当建立相应的制度，如病例会诊制度、病例讨论制度、联合查房制度、医护交接班制度、执行医嘱制度，以及一些专项工作的协调会议、工作会议等制度。

五、检查评审医疗过程与效果

第一，医院医疗活动评审的基本依据是医院分级管理制度。

第二，医疗评审在医疗管理中发挥着重要作用，它是医院能否科学进行医疗管理的重要标志。检查评审医疗活动，首先应建立相应的质量指标系统，统一标准，形成检查评审的制度。

第三，医疗活动中的检查评价包括检验的质控检查、医院感染的检查与评定等，有时还需定期检查。医疗活动中的检查评价不仅要对终末的效果进行评定，还应对医疗活动的过程进行检查与评审。

医务管理流程

医务管理流程包括 12 个方面的内容：门诊患者就医；医疗工作方案拟

定、执行及监督；医疗应急演练实战；新技术、新项目审批；重大手术审批；院内重大抢救、院外会诊及多学科病例讨论；《质量月刊》编辑出版；对外医疗合作；患者满意度跟踪；医疗课堂开展；进修生招生和管理；院外会诊流程。

一、门诊患者就医流程

（一）门诊患者就医流程图

门诊患者就医流程如图 3-1 所示。

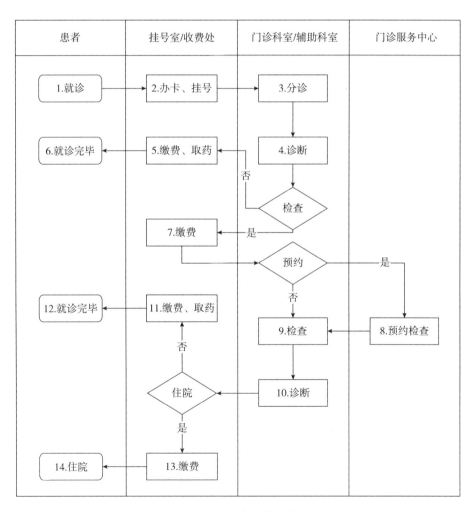

图 3-1　门诊患者就医流程

（二）流程详细说明

（1）患者到医院就诊。

（2）在门诊大厅，依据患者不同身份将其医保卡或京医通卡的相关信息录入医院 HIS 系统并生成"就诊卡号"和"关联卡"，在门诊挂号处，进行简单的初检，依据患者不同号源挂号。

（3）挂号完成，患者依据挂号凭证在相应的候诊区由分诊护士进行分诊后等待就诊。

（4）患者在诊区就诊，由相应的医师进行问诊、检查、诊断、开药。

（5）不需要进行辅助检查的患者，在自助机或窗口自行缴费。缴费后领取药品，并向医生询问具体事项，就诊完毕。

（6）需要辅助检查的患者，依据医师开具的医嘱缴费单，在自助机或窗口自行缴费。缴费后到相关部门进行检查、治疗，接着医生根据检查结果对患者进行再次诊断。

（7）不需要住院的患者，在自助机或窗口自行缴费。缴费后领取药品，并向医生询问具体事项，就诊完毕。

（8）需要住院的患者，按照要求进行缴费。缴费后根据医嘱到住院部办理住院手续或排队预约，等有空床位后，接到医院的通知，然后办理住院手续。

二、医疗工作方案拟定、执行及监督流程

（一）医疗工作方案拟定、执行及监督流程图

医疗工作方案拟定、执行及监督流程如图 3-2 所示。

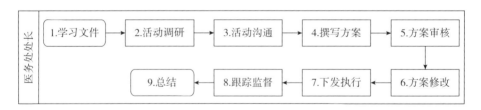

图 3-2　医疗工作方案拟定、执行及监督流程

（二）流程详细说明

（1）上级下发文件后，医务处处长细致阅读并理解文件内容，领会文件精神。

（2）根据文件要求开展活动，展开院内、院外调研。一般调研方式、调

研对象需要根据具体情况选择，调研内容也要根据具体情况来定。

（3）与主管院长、科室主任及相关人员进行沟通，一般是当面沟通、请示，复杂的用书面申请、报告等。

（4）根据上级精神及医院实际情况进行方案的整体策划，并撰写活动方案。

（5）将初稿提交主管院长审核，主管院长提出修改意见。

（6）根据主管院长的意见，进行方案修改，最终定稿。

（7）将定稿下发各相关科室，要求各科室按照方案执行，医务处提供必要协调和帮助。

（8）各科室执行方案时，进行跟踪、监督、指导。具体包括检查、抽查、沟通、警告、处罚等。

（9）项目完成后，对工作方案执行情况进行总结，撰写总结报告。

三、医疗应急演练实战流程

（一）医疗应急演练实战流程图

医疗应急演练实战流程如图 3-3 所示。

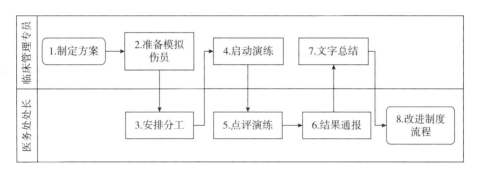

图 3-3 医疗应急演练实战流程

（二）流程详细说明

（1）临床管理专员根据不同重点制定演练方案，内容一般包括突发公共卫生事件、传染病救治、医务人员应急响应等。

（2）安排数名模拟伤员，进行简单培训。培训对象包括学生、医生、进修生等。参与部门有医务处、护理部、门诊部、药学部、医工部、保卫处、宣传中心等。

（3）医务处处长对医务处人员进行监测，并重点分工，一般根据人员响应时间，处理的及时性、准确性，整体工作协调性，各部门配合情况等分工。

（4）按照预定演练方案启动演练。演练每年 1~2 次，医务处制定演练方案，组织演练，总结演练情况，对演练中发现的问题进行督促整改等，整个演练成功的关键点在于方案的设计、组织、总结、整改。

（5）演练结束后，医务处处长对演练实际情况进行点评。点评的主要内容是人员响应时间，处理的及时性、准确性，整体工作协调性等。

（6）简单汇总演练情况，在下一次院周会医务处处长再进行通报。

（7）演练结束后，医务处干事对整个演练过程进行书面总结，撰写通讯稿。

（8）根据演练中发现的问题，医务处处长进行有针对性的整改。

四、新技术、新项目审批流程

（一）新技术、新项目审批流程图

新技术、新项目审批流程如图 3-4 所示。

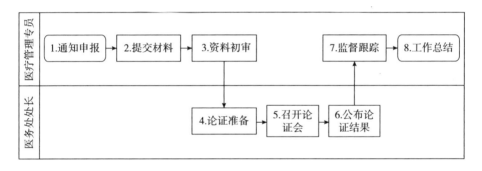

图 3-4　新技术、新项目审批流程

（二）流程详细说明

（1）医疗管理专员每季度组织临床科室进行申报，院周会、OA（Office Automation）通知填报申请表，并提交给医务处。

（2）医务处接收各临床科室上交的新技术申报表，临床科室可随时提交材料。

（3）医务处对上交的申报表进行初步审核，审核申报项目是否符合新技术，申报表填写是否规范、内容是否完整，申报人员资质材料是否合格，不合格的进行返回修改。

（4）组织新技术委员会成员召开新技术论证会，确定参会专家、会议时间、会议场地，提前通知，并打印申报材料，准备评议表。

（5）按照计划召开新技术论证会，医务处负责时间安排、评审人员安排、通知参会人员、预定会议室、打印签到表、复印申报表等；根据新技术委员会专家意见，进行审批签字，主审与副审负责签字。

（6）对通过项目以红头文件、院周会、OA 等形式进行公示，发布《关于公布××年新技术审批项目的通知》，公示时间不定。

（7）对开展的新项目进行跟踪、监督，要求临床科室定期进行病例上报。对频繁出现不良事件、影响较大的项目可以叫停。停止开展须经医务处、主管院长及新技术委员会讨论通过，以红头文件形式下发。

（8）督促临床每年对开展情况进行总结分析，主要内容包括病例数、疗效、影响及不良事件等。

五、重大手术审批流程

（一）重大手术审批流程图

重大手术审批流程如图 3-5 所示。

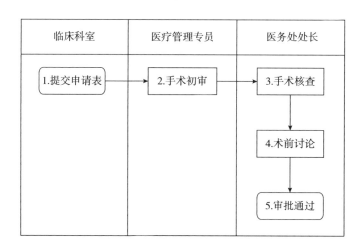

图 3-5 重大手术审批流程

（二）流程详细说明

（1）临床科室在重大手术开始一周之前，用纸质版的形式提交《重大手术审批申报表》，基本内容包括患者基本信息、手术时间、手术名称、手术者、术前讨论情况、风险及预案等。

（2）接到临床提交的《重大手术审批申报表》，由相关领导进行表内项目的初审。初审内容包括项目是否齐全、时间安排是否合理、术前准备是否完善。初审不合格者返回科内进行完善。

（3）对初审合格的病例，从病历记录、疾病诊断、病情分析、术前讨论、手术方案、风险评估、预防措施等方面进行审核，必要时提交主管院长。

（4）术前讨论：①对风险较高的手术组织院内多专业会诊，目的是通过对术前风险评估、手术的适宜程度、手术及麻醉方式选择等方面的讨论，降低手术意外及并发症发生的概率。②医务处拟定会诊时间及地点、决定会诊专业、选择会诊医师、准备会诊资料、通知会诊人员、参加会诊并记录，参与会诊人员为副高职称以上。

（5）审核通过当天，医务处处长对临床申报进行审批签字。签字后，审核结果以电话或当面告知的方式传达给科室，纸质申请单一份返回科室，一份医务处留存。

六、医院内重大抢救、院外会诊及多学科病例讨论流程

（一）医院内重大抢救、院外会诊及多学科病例讨论流程图

医院内重大抢救、院外会诊及多学科病例讨论流程如图3-6所示。

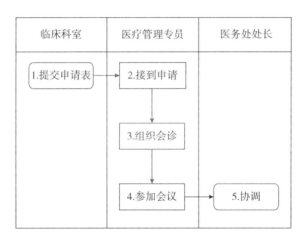

图3-6　医院内重大抢救、院外会诊及多学科病例讨论流程

（二）流程详细说明

（1）科室提交医院内重大抢救、院外会诊或多学科病例讨论的纸质版申请表。申请表中明确患者基本信息、病情概述、需解决问题、需申请专业等。

（2）医疗管理专员接到临床科室的申请，了解专业需求及患者情况。

（3）按照申请科室的要求，医疗管理专员确定会诊时间、会诊科室、会诊医师等，并通过电话、短信通知会诊医师。

（4）经过1~2天的会诊准备，召集专家进行会诊，一般会诊地点在病

房，医务处全程派人参加。

（5）医务处处长根据会诊情况，对发现的问题及时处理并上报主管院长，主管院长再协调院内有关科室。

七、《质量月刊》编辑出版流程

（一）《质量月刊》编辑出版流程图

《质量月刊》编辑出版流程如图 3-7 所示。

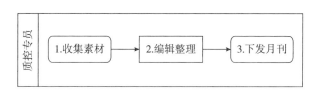

图 3-7　《质量月刊》编辑出版流程

（二）流程详细说明

（1）每月初，质控专员提醒质量科室提交质量检查结果。具体科室及提交内容如下。①门诊部：专家出诊率、门诊处方点评、处罚结果等数张报表。②医患关系部：本月投诉、赔偿、医调委调解结果、患者表扬等文字和报表。③疾控处：院感、传染病发生情况数张报表。④药学部：抗菌药物处方点评、不合理处方、抗菌素使用调查、中药注射剂使用情况等 8 张报表。⑤信息中心：非法使用外接移动设备科室报表。⑥运管处：日间病房等报表。⑦护理部：护理质控结果等报表。⑧专科办：临床路径实施情况。⑨医学资料室：科室病历迟归、死亡报卡情况等报表。

（2）对收集的所有资料进行整理、编辑、排版，形成《质量月刊》。对明显错误的地方，与相应科室沟通修改。

（3）《质量月刊》编辑完成后，通过 OA 以电子版形式下发到各临床科室及全院。

八、对外医疗合作流程

（一）对外医疗合作流程图

对外医疗合作流程如图 3-8 所示。

（二）流程详细说明。

（1）医务处收到意向医院的合作邀请，然后查看邀请方提交的相关情况介绍，受邀后上报主管院长知晓。

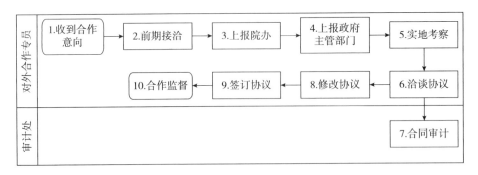

图 3-8　对外医疗合作流程

（2）医务处与意向合作医院展开前期接触，并进行基本情况调研，汇总整理其基本情况，报告主管院长，主管院长指示合作的必要性；如果本院目前暂时没有合作意向，向对方医疗机构分析说明。

（3）医务处将合作意向报告院办，附带提交《合作意向书》。

（4）院办以文件的形式上报主管部门批准，主管部门反馈周期在 2~4 周不等。

（5）根据意向医院邀请，医务处相关职责负责人核实实地考察时间、地点，确定交通方式，然后与主管院长及相应专家同赴对方医疗机构进行考察。

（6）上级部门批准后与意向医院进行初步协议洽谈，确定合作方式、合作时间、合作地点等，并在此基础上拟定初步合作协议。

（7）院办将初步合同草本送审计处，审计处审计。

（8）按审计要求对协议进行修改，并确定最终版本。

（9）医务处组织与合作意向医院签订正式协议，举办签约仪式，邀请双方主管领导到场。

（10）按照协议内容开始双方合作，医务处根据合约内容督导相关临床科室之间的合作。

九、患者满意度跟踪流程

（一）患者满意度跟踪流程图
患者满意度跟踪流程如图 3-9 所示。

（二）流程详细说明

（1）医患关系部对门诊及病房患者满意度进行调查，并统计结果，提交医务处。

（2）医务处汇总整理满意度，发现问题。

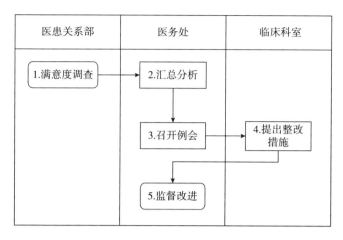

图 3-9 患者满意度跟踪流程

（3）医务处定期召开例会，主管院长和各职能处室领导参会，整理出需要整改的内容，并反馈给临床科室。

（4）临床科室根据具体问题，提出科室的整改措施，医务处提出具体意见和要求，并记录整改措施。

（5）医务处根据各科室的整改措施，列出监督计划，按照计划进行监督检查。

十、医疗课堂开展流程

（一）医疗课堂开展流程图

医疗课堂开展流程如图 3-10 所示。

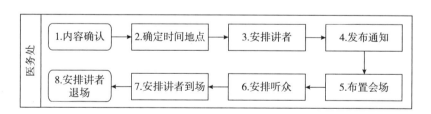

图 3-10 医疗课堂开展流程

（二）流程详细说明

（1）医务处根据上级部门要求，制定医疗活动、培训活动等计划，制定讲堂开展计划。

（2）医务处将专项活动计划上报院办，院办根据会议室使用情况，提供可分配会议室和会议时间，医务处确定最终活动时间及地点。

（3）医务处联系相关讲者，告知其活动时间，确认其是否到场。另外，讲者的到场方式、到场时间，以及是否需要安排住宿等问题也是需要医务处考虑的。

（4）医务处拟定、印发、OA上传活动通知，通知内容应包括活动内容、活动地点、活动时间、参会专家、讲者等。

（5）根据活动安排，提前布置会场，确认桌牌、投影仪等相关设备到位可用。

（6）安排听众提前到场，并进行现场签到。

（7）活动当日由专人负责接待讲者到场。根据活动方案步骤，医务处协助完成现场活动。

（8）活动结束后，安排讲者退场。

十一、进修生招生和管理流程

（一）进修生招生和管理流程图

进修生招生和管理流程如图3-11所示。

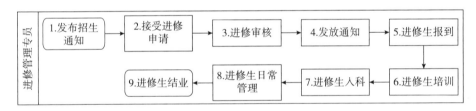

图3-11　进修生招生和管理流程

（二）流程详细说明

（1）每年拟定招生计划，并在医院官网上传《进修申请表》。通过××工程、对口支援项目来院的进修生也纳入常规进修生接收流程。招生对象需要满足以下条件：①身体健康；②具有国家承认的大专以上学历；③具备执业资格，除放射科、病理科、物理诊断科、核医学科、麻醉科外要具备中医执业资格；④在二级以上医疗机构从事临床工作5年以上的主治医师。

（2）每年3月和9月，进修生通过医院官网下载并填写《进修申请表》，加盖公章后连同身份证、毕业证、医师资格证、执业证、职称证复印件邮寄至医院医务处。一般情况在进修报到、培训前一月截止报名。

（3）医务处对申请资料进行审核。资料审核的主要内容包括：①加盖单位公章的《进修申请表》及身份证、毕业证、医师资格证、执业证、职称证复印件；②要求具有国家承认的大专以上学历，持有医师资格证书及执业医师证书，在二级以上医疗机构从事临床工作 5 年以上的主治医师。不符合以上条件者，不予发放录取通知书。

（4）在进修报到、培训前一月给进修生发放《进修通知书》和《医疗安全责任承诺书》，以确保进修生有充足的准备时间。

（5）进修生根据规定时间来医务处报到，报到基本流程：①报到：签到，填写基本信息；收《进修申请表》《进修通知书》和《医疗安全责任承诺书》及身份证、毕业证、医师资格证、执业证、职称证复印件。②缴纳进修费用；领白衣，发胸卡。

（6）报到结束后，进行 4 天的培训。培训内容包括医务处、门诊部、医患、质控、疾控、医保、信息中心、药学部等科室所涵盖的相关内容。

（7）培训结束后，根据进修生的申请需求分派到各科室。各科室应按医院相关规章制度，以及培养计划对进修医师进行培养及岗位锻炼。

（8）进修生在进修期间严格遵守请销假制度，请假三天之内需要报批医务处同意，三天以上要由进修生原单位开请假证明。每周二中午安排临床专家为进修生讲课。

（9）进修生结业：①进修医师进修期满，医务处根据其考勤、业务考核成绩（包括病历成绩和出科考试成绩）、科室鉴定及进修论文/心得进行结业审核，合格者发放结业证书。②进修医师出现缺勤超过 1 个月或结业审核不合格者不发放结业证书。

十二、院外会诊流程

（一）院外会诊流程图
院外会诊流程如图 3-12 所示。
（二）流程详细说明
（1）科室根据规定填写《院外会诊商请单》（OA 网可下载），并通过院 OA 发给医务处。《院外会诊商请单》包括患者姓名、性别、年龄、科室、床号、病案号、病历摘要、目前诊断、会诊目的、拟请医院、会诊科室、会诊方式、主管医师签字。

（2）医务处整理会诊单，盖医务处公章，传真至要求会诊的医院，并打电话确认对方是否收到传真，等待会诊医院通知。

（3）会诊医院回电通知后，医务处需要与会诊医院确认相关信息，包括对方专家来会诊的具体时间、会诊专家联系方式、需要支付的会诊费用，并

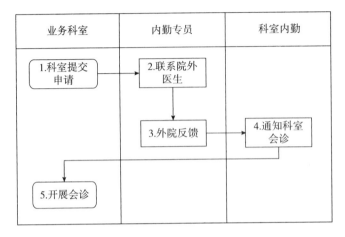

图 3-12　院外会诊流程

告知对方本院请求会诊科室主管医师的联系方式。

（4）完成院外沟通后，医务处与科室电话联系，并告知会诊医生来会诊的具体时间，要求会诊科室准备接待。

（5）业务科室与外院专家对接，开展会诊。

质量管理流程

质量管理流程包括三个方面的内容，即院级日常医疗质控、第三方质控、临床合理用血管理。

一、院级日常医疗质控流程

（一）院级日常医疗质控流程图

院级日常医疗质控流程如图 3-13 所示。

（二）流程详细说明

（1）质控办每月分 2~3 次在电脑查询系统搜索出院患者病案号，并进行抗生素使用病历、死亡病历、普通病历等分类。

（2）质控办根据具体情况将病案号分发给临床、医技、药学等部门的院级质控员。分配任务时需要考虑抗菌素使用病历、普通病历、死亡病历、覆盖全体医师病历等因素，并结合院级质控员专业特点。

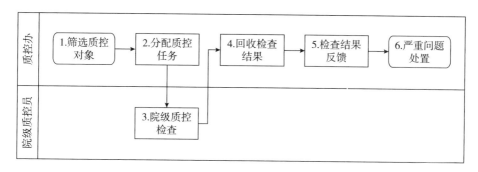

图 3-13　院级日常医疗质控流程

（3）院级质控员利用业余时间检查终末病历。院级质控员完成病历检查后填写汇总表并发回至质控办，质控办进行汇总、整理、阅读，碰到严重问题需要复核病历。

（4）对于医技科室，无质控对象筛选和任务分配的环节，医技科室质控员每月直接提交质控报告。

（5）质控办将科室的病历问题汇总后，反馈至临床科室的医疗助理。

（6）对于严重的问题，质控办根据情况不同给予不同处理，包括与责任人、责任科室医疗助理、科室主任进行沟通，帮助其进行问题原因分析，制定整改措施，并督促落实；按照医院相关处罚规定进行单项扣罚等。

二、第三方质控流程

（一）第三方质控流程图
第三方质控流程如图 3-14 所示。

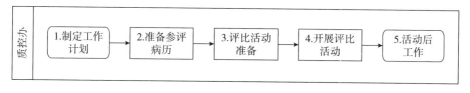

图 3-14　第三方质控流程

（二）流程详细说明
（1）质控办主任制定第三方质控的工作计划，包括邀请专家的名单、活动时间、地点、活动的形式、评比重点以及评比打分标准的制定等，请示医务处处长和医疗院长批示，根据批示意见进行最终的确定。

（2）质控办根据活动计划，提取病历，组织院级质控员进行检查，最终确定待评比的病历。

（3）质控办主任邀请院领导、评比专家，确定能否出席，确定活动地点，并准备活动需要的物品，申请专家劳务费等。

（4）质控办组织现场病历评比活动，包括迎接专家、领导，活动现场主持，专家车位预留，活动结束后收集专家评比意见等。

（5）质控办汇总专家意见，形成分析报告，向主管院长汇报，向临床主任反馈，将专家意见纳入质控办下一步工作的重点当中。

三、临床合理用血管理流程

（一）临床合理用血管理流程图

临床合理用血管理流程如图 3-15 所示。

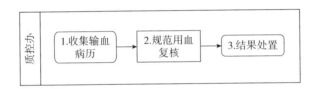

图 3-15　临床合理用血管理流程

（二）流程详细说明

（1）病案室每月收集、汇总输血病历检查单，并提交质控办。

（2）质控办按照病历号逐份复核临床用血是否规范，复核的内容包括输血指征、输血知情同意书签署、输血流程是否合规、输血方式是否适合、输血不良反应是否上报等。

（3）对于错误医疗行为经再次复核无误后，视其严重程度，采取处置措施，包括约谈、警示、公示、扣罚等。

医患关系管理流程

医患关系管理流程包括 14 个方面的内容，即投诉接访，医疗纠纷调解，医疗纠纷诉讼，患者满意度调查，满意度调查项目，医法培训，院长信箱的网络回复，"12320 建议工单"处理，医管局绩效考核之医疗纠纷化解率上报，医责险入险工作，纠纷隐患管理，出院患者电话回访，"满意之星"评选, 术后感染数据统计。

一、投诉接访流程

(一) 投诉接访流程图
投诉接访流程如图 3-16 所示。

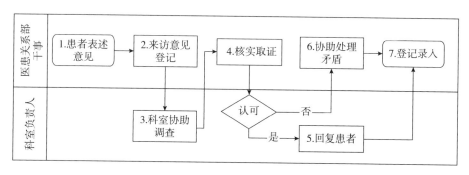

图 3-16 投诉接访流程

(二) 流程详细说明
(1) 来访患者向接待人员充分叙述自己的意见, 详细讲述事件经过及来访基本信息。为确保患方情绪得到合理宣泄, 接待人员需具备良好的心理素质与足够的耐心。

(2) 由患者填写或患者口述, 接待人员填写《患者来访登记表》。为保证患者意见表达的确定性, 记录人需与患者核对内容后, 由患方签字确认, 保证患方诉求准确记录。

(3) 在一定时限内, 接待人员将《患者来访登记表》复印件交给科室医疗助理, 由其协助还原事件。

(4) 为保证真实性, 必要时医患部申请保卫处调取视频监控。目的是还原事实经过, 利于投诉处理。

(5) 在事实调查的基础上, 医患部及科室分析调查结果, 确定回复方式。若科室认可患者所述, 由科室直接回复。

(6) 若科室不认可患者所述或与患者沟通过程中已发生冲突, 由医患部协助科室共同处理, 目的是化解矛盾。

(7) 医患关系班干事将事件按《医疗事件投诉登记表》项目要求, 录入电子版, 并整理汇总, 便于投诉数据统计。

二、医疗纠纷调解流程

（一）医疗纠纷调解流程图

医疗纠纷调解流程如图 3-17 所示。

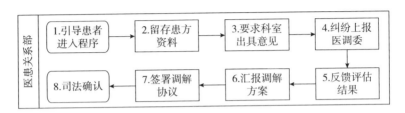

图 3-17　医疗纠纷调解流程

（二）流程详细说明

（1）患方提出异议，工作人员告知患者处理途径——医调委或法院诉讼；不向患方许诺赔偿，必须经过第三方定责后依法赔付。

（2）请患者填写《医疗纠纷调解患方申请书》，留复印件，原件患者保存；复印患者提供的相关病历材料。如果患者为本院住院患者，告知患者可以封存病历。如果患方要求封存病历，医院将配合完成病历封存的全部过程。

（3）将患者申请书提交科室，科室进行调查，填写《医疗纠纷科室意见反馈单》。科室意见的目的：明确医方是否存在诊疗不足。如有，尽量明确提示医调委，便于纠纷程序快速进行。

（4）根据科室意见完成医方申请，与病历资料等一并提交医调委。

（5）向科主任通报评估结果，如有补充意见，及时提交给医调委。针对科室意见与医调委意见分歧较严重的纠纷，工作人员向外院专家进行咨询，决定是否要求医调委重新评估。

（6）向领导汇报调解方案，看领导对调解方案是否满意。

（7）审核协议内容，并签署。由患方在医调委签署后院方再签署，确保调解有效性。

（8）准备司法确认材料，通知患方在预约时间到法院完成司法确认，确保调解终局性。

三、医疗纠纷诉讼流程

（一）医疗纠纷诉讼流程图

医疗纠纷诉讼流程如图 3-18 所示。

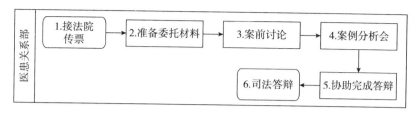

图 3-18　医疗纠纷诉讼流程

（二）流程详细说明

（1）收到法院传票，一般由法院邮寄到医患关系部，或由医务处、院办转交。

（2）将患方起诉书传真给保险公司，并注明委托××律师代理。医患部准备诉讼需要的医院委托材料，经主管院长、院办主任、医患部主任签字确认。

（3）医患部与律师沟通，并汇报院领导，必要时组织科室与律师见面，进行病例讨论，明确处理中是否存在不足。

（4）对于复杂纠纷，科室无法明确医疗是否存在不足的，或医院认为有必要进行讨论的，医患部准备相关病历材料。通过医务处确定参加分析会的院内及院外专家，通过了解争议点，审核医疗处理情况，分析医院是否存在医疗不足，达成初步共识，为即将到来的第三方处理提供回复依据。

（5）医患部协助科室准备答辩材料，请科室配合完成答辩。

（6）医患关系部主任、涉及的科室人员，到司法鉴定中心进行答辩。

四、患者满意度调查流程

（一）患者满意度调查流程图

患者满意度调查流程如图 3-19 所示。

（二）流程详细说明

（1）医患部按要求复印问卷，联系并确认调查人员、时间，备齐调查所需相关用品。

（2）对调查人员进行简单培训与调查说明，由第三方公司调查人员携带问卷独立进行问卷调查。

（3）调查人员将问卷交回，医患部人员逐一进行审核，审核内容包括科室名称是否符合要求，内容是否真实，是否有医护人员代签的问题。

（4）由回访办负责对问卷进行分析。

（5）填写领取经费申请、领导审批、复印合作合同、将对方收据交财务处转账。

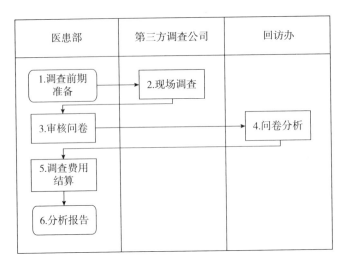

图 3-19　患者满意度调查流程

（6）经主任审核后的分析报告，复印 70 份后发给院领导和相关科室主任，并转交信息中心网，使其将分析报告发布出去。

五、满意度调查项目流程

（一）满意度调查项目流程图
满意度调查项目流程如图 3-20 所示。

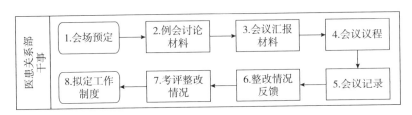

图 3-20　满意度调查项目流程

（二）流程详细说明
（1）医患关系部干事将时间和地点通知参会人员，尽量保证参会人员的出勤率。
（2）根据上月满意度调查情况，提取患者集中反映的问题或提出的建议，分类整理，作为例会讨论材料；制作 PPT，打印并发放纸质版。
（3）督促各部门提交上月整改反馈表，并汇总整改情况，作为例会汇报材料，保证整改过程可控。

（4）问题公示，与会成员商讨待整改问题的可行性及必要性，确定整改条目及牵头部门。

（5）根据会议讨论情况，做好会议记录，并及时呈报相关领导，以明确需要整改的问题及部门分工。

（6）督促有关部门完成整改反馈表，务必保证整改措施落实到位，体现管理痕迹。

（7）从整改措施有效性、贯彻落实程度及长效机制建立三个维度设计《整改情况评估表》，并由督导组对各部门整改情况进行考评，计算出整改完成率、执行率、制度完善比例及整改有效性，并根据权重评出最终得分。

（8）根据工作需要拟定 6 个工作制度，包括执行方案、整改制度、内部流程及例会制度等，以保证权责分明，规范管理。

六、医法培训流程

（一）医法培训流程图

医法培训流程如图 3-21 所示。

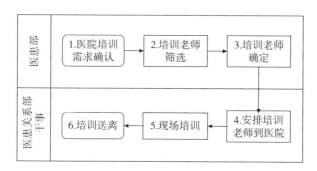

图 3-21　医法培训流程

（二）流程详细说明

（1）医患部负责组织会议，确定讲课内容，落实讲课时间、地点，发放讲座通知，准备签到表。

（2）由医患部根据培训内容筛选培训老师。

（3）根据情况，医患部确定最终培训老师。

（4）医患关系部干事派专人负责接待讲课老师到场。

（5）根据培训安排，组织者在开始前 30 分钟安排人员准备好会场及电脑、字幕，安排老师和学员提前进入会场，保证培训准时开始，并安排主持。为取得良好效果，需要学员签到，维护好课题纪律。专人负责拍照、录音录像，留取资料。

（6）课后提问，医患关系部干事对老师表示感谢，支付讲课费，休息后送离会场。

七、院长信箱的网络回复流程

（一）院长信箱的网络回复流程图

院长信箱的网络回复流程如图 3-22 所示。

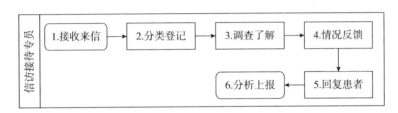

图 3-22　院长信箱的网络回复流程

（二）流程详细说明

（1）信访接待专员每日查询官网首页的《院长信箱》和《投诉咨询》专栏，接收来信。

（2）按照来信内容的类型分别登记，邮件来信及内容复制到 Word 文档，按日保存。

（3）与门诊相关的咨询及投诉转发给门诊部。与住院相关的咨询及投诉转发给临床科室，并追踪回复结果。回复时限要求为 5 个工作日。

（4）科室将处理结果交回医患部登记。

（5）一般咨询及时回复，原则上仅做一般的科普咨询，不回答有关疾病的诊断用药等相关内容。

（6）有效投诉需登记在《投诉登记表》，并上报医务处质控办。

八、"12320 建议工单"处理流程

（一）"12320 建议工单"处理流程图

"12320 建议工单"处理流程如图 3-23 所示。

（二）流程详细说明

（1）信访接待专员进入网页，查找工单，及时接收，登记备案。

（2）医患部主任负责转交主管院长，批示负责办理的科室或部门。

（3）信访接待专员按照批示，转交相关部门，要求在规定时间内完成回

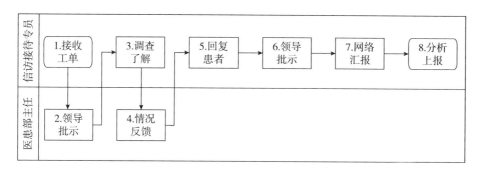

图 3-23 "12320 建议工单"处理流程

复意见。

（4）信访接待专员经调查、核实后，在"12320 建议工单"上填写书面
意见。

（5）科室或医患办按时回复当事人，记录回复结果。

（6）信访接待专员将办理结果报主管院长，请求其批示办理意见。

（7）信访接待专员进入网页填写工单。纸板工单由医患部归档管理。

（8）信访接待专员有效投诉需登记在《投诉登记表》，并上报质控办。

九、医管局绩效考核之医疗纠纷化解率上报流程

（一）医管局绩效考核之医疗纠纷化解率上报流程图

医管局绩效考核之医疗纠纷化解率上报流程如图 3-24 所示。

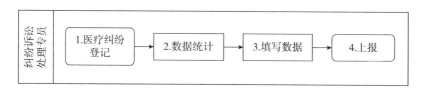

图 3-24 医管局绩效考核之医疗纠纷化解率上报流程

（二）流程详细说明

（1）纠纷诉讼专员每月将医疗纠纷事件详细登记在《医院信访登记表》
和"附件"中。

（2）按照表格要求，统计发生数量、化解数量、未化解数量、医患和解
数量、医调委调解数量、诉讼数量、本单位受理数量、上级转办数量、既往
未化解数量、当年发生数量。

（3）汇总全院所有数据，填报医疗纠纷化解情况，年度化解率80%为合

格，考核比例满分3分。

（4）表格填写后上交院办，上传医管局。

十、医责险入险工作流程

（一）医责险入险工作流程图

医责险入险工作流程如图3-25所示。

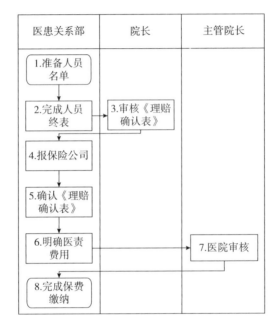

图3-25 医责险入险工作流程

（二）流程详细说明

（1）医患部打印上一年全院医药护技入险人员名单，由科室以此为参考报本年的参险人员名单。针对进修人员、病假人员、住培人员、返聘专家、多地点执业、新调入人员等特殊人群，需向人事处、医务处、护理部、合同人员管理处、门诊部核实可能进入临床的时间。

（2）医患部汇总后转交各部门领导，核实正式人员、编外人员、转科人员、外聘人员、返聘人员名单。

（3）确认"未决案件"的保留及撤销案，经请示院长后给予确认。撤销案将失去下一年度的保险。

（4）医患部按照入险要求，报保险公司入险人数、上一年度门诊和急诊人数、出院人数、手术人次。

（5）医患部对保险公司提供的《理赔确认表》做最终确认，包括已决案件、未决案件、赔付率测算，完成相关手续。

（6）保险公司报医责险费用来源及费用计算过程，医患部完成"医责险入险报告"，并将该报告交主管院长。

（7）主管院长报院党委会，通过医院决议审核通过。

（8）公司按报销人员数量、出险系数核算保额，经相关领导批示报财务，医患部进行转账办理缴费手续。

十一、纠纷隐患管理流程

（一）纠纷隐患管理流程图

纠纷隐患管理流程如图 3-26 所示。

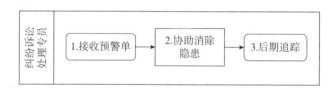

图 3-26　纠纷隐患管理流程

（二）流程详细说明

（1）纠纷诉讼处理专员通过 OA 接收科室预警，汇总上报情况。

（2）纠纷诉讼处理专员到科室了解情况，查看病历，并且根据签署的法律文件进行风险提示，提供处理建议。医疗安全干预由质控办负责。

（3）后期追踪，分为两种情况：第一，对于已经出院的伤残、死亡以及其他有纠纷隐患的患者病历，通知案例室将其按照纠纷病历保管，确保隐患彻底解除。第二，对于科室无法解决的，医患部选择适当的时机介入。医患部要以事实为基础，以法律为依据，客观公正地与患方沟通。在保证医患双方权益的基础上，妥善处理。

十二、出院患者电话回访流程

（一）出院患者电话回访流程图

出院患者电话回访流程如图 3-27 所示。

（二）流程详细说明

（1）从信息中心获取全院 22 个科室出院患者名单、登记号、诊断、住院

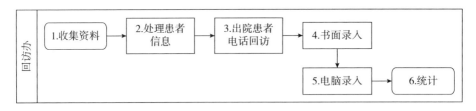

图 3-27　出院患者电话回访流程

次数、离院方式的信息，回访办工作人员进入住院处入院患者登记界面，通过登记号查询出院患者联系电话，整理并打印。

（2）根据出院患者的资料，回访办工作人员初步了解患者的疾病情况，在回访前 1.5 小时整理出可回访人员。其中多次入院患者、上月回访患者、死亡患者不回访。

（3）以调查问卷的形式进行电话回访，5 分制，共 14 题，由患者评分，耗时 5 分钟，其中不包括有意见及建议患者的耗时。回访过程中需解答患者咨询的问题，其中患者提出的治疗问题不予解答。

（4）如实记录患者及家属提出的意见和建议，并及时向有关部门或科室反馈。

（5）将每份问卷每题的得分及意见、建议录入病房原始数据表。

（6）通过出院患者调查问卷的原始数据表统计出院患者的满意度。

十三、"满意之星"评选流程

（一）"满意之星"评选流程图

"满意之星"评选流程如图 3-28 所示。

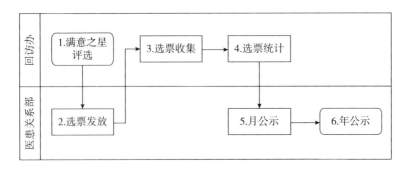

图 3-28　"满意之星"评选流程

（二）流程详细说明

（1）从全院科室住院患者选票中统计出票数最多的一名医生、护士，把评选结果制作成表格上报医患办。

（2）各科在医患关系部领取选票，在患者出院时交给患者，请患者写出满意的医师与护士。

（3）各科按照规定时间将患者填写的选票交给回访办。

（4）汇总各科室住院患者选票，每个科室得票数最多者当选，含一名医生和一名护士。评选结果制作成表格上报医患办。

（5）医患关系部根据最终结果，在各科公示结果。

（6）根据各月结果，评选出每科年度"患者最满意的医护人员"。

十四、术后感染数据统计流程

（一）术后感染数据统计流程图

术后感染数据统计流程如图 3-29 所示。

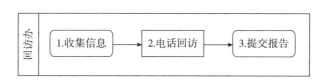

图 3-29　术后感染数据统计流程

（二）流程详细说明

（1）每月院感办为回访办提供出院术后患者名单，回访办根据术后患者名单筛选、复制、打印出全院回访名单。回访名单中的患者大多来自骨科、妇科、眼科、外科、泌尿外、疼痛科。

（2）根据名单，回访办工作人员进行电话回访。

（3）根据回访情况统计出回访人数及有无感染人员，以报告的形式提交院感办。

第4章

护理管理职能与关键流程

护理管理职能介绍

一、组织管理职能

（1）组织结构设计与建立、职权的分配、职责的落实、人员的选拔与配置、组织的协调与变革。

（2）建立护理部、科护士长、护士长三级负责制，在院长或分管副院长的直接领导下，对各级护理人员的职务和职责进行合理编制与分工，组织管理和指挥全院护理人员的业务和行政管理工作，并与其他如医技、后勤等职能部门相互协作，共同完成医疗、护理、科研及教学任务，保证护理目标的顺利完成。

二、技术管理职能

（1）加强"三基"培训，提高专科业务技术水平。

（2）建立技术管理的组织系统，制定护理技术操作的标准，进行技术质量的监督、指导，以及技术训练、人才培养等。

三、质量管理职能

（1）运用现代科学的方法建立完整的质量管理体系，通过质量反馈控制，使护理人员的业务行为活动、职业道德规范符合质量的客观要求和患者的合理需要。

（2）以患者为中心，及时改正不良行为习惯，达到正确、及时、安全、完善、有效的护理标准。

（3）加强对护理人员的学习培训，建立健全工作规范、规章制度，以预防为主，建立有效的防范机制，真正做到安全护理。

四、过程管理职能

（1）根据医院的整体规划制定护理总目标，再通过建立目标体系，制定各部门及护理人员个人的特定目标，组织实施，定期检查评价，终末考核检验目标的完成情况，采取相应的奖惩措施。

（2）通过护理程序，即收集资料、计划、组织、人员管理、领导控制的过程，把各项护理活动纳入有计划、有秩序的系统管理框架中，使所有护理人员严格执行护理程序，正确运用护理专业知识和技能，发挥最大的潜力。

（3）通过对人员的合理配置、资金的有效管理、物资的充分利用、时间的高效率分配、信息的准确获取和及时应用，实现护理服务效益的最大化。

护理行政管理流程

护理行政管理流程包括四个方面的内容，即护理教学之实习管理、护理人员继续教育管理、组织继续教育项目实施、护理人员执业注册。

一、护理教学之实习管理流程

（一）护理教学之实习管理流程图
护理教学之实习管理流程如图 4-1 所示。
（二）流程详细说明
（1）继续教育专员与医学专业院校洽谈接收实习生事宜，双方达成共识后，医院与学校签订实习协议。协议基本内容：实习期限、实习经费、实习生人数、甲乙双方的责任、权利、义务等。

（2）继续教育专员根据学校要求及医院具体情况，制定可行的教学计划；安排 8~10 个月的教学内容；与临床科室制定岗前培训计划。每名学生 8~10 个月轮转临床科室，并根据医院具体情况，尽量安排护理专业学生轮转到相应的特色科室。

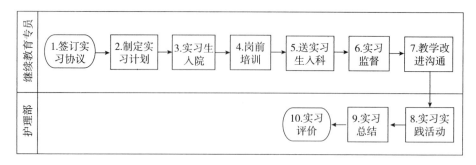

图 4-1　护理教学之实习管理流程

（3）继续教育专员组织实习生入院报到。

（4）继续教育专员接受实习学生进入医院后，进行为期一周的岗前培训。岗前培训主要内容：一是护理部承担。医院总体情况介绍，实习科室介绍，医院特色科室及特色项目介绍。与实习生有关的法律法规及医院规章制度、实习要求、部分护理核心制度及中医护理知识介绍。二是临床科室承担。十余项临床常用护理技术操作项目的培训，包括示范、讲解、辅导练习及考核等，以及各种铺床法、各种注射、无菌技术、静脉输液、护理文件书写、生命体征测量、晨晚间护理等。三是护理部承担。培训结束，介绍医院环境，实地介绍门诊、病房、餐厅、浴室、急诊、超市等。

（5）继续教育专员将学生逐一送入相应科室，由科室接收进行入科教育，并进行本科室的教学工作。

（6）学生入科后，经常与科室保持沟通，了解情况；继续教育专员督促并定期检查科室教学工作，检查教学手册填写情况。

（7）继续教育专员定期召开学生代表、教学老师座谈会，征求学生及老师对教学工作的意见和建议，不断改进教学工作。

（8）护理部组织学生参加院内大型公益活动，如三伏贴工作、院庆活动、义诊咨询活动及突发应急事件应对等。

（9）护理部督促实习生进行实习总结，督促科室对学生进行考核，从而做实习鉴定。

（10）护理部收齐学生手册，根据实习期的表现填写护理部评语，手册盖章，封存交学校实习就业办公室，并协助学校评选优秀实习生。

二、护理人员继续教育管理流程

（一）护理人员继续教育管理流程图
护理人员继续教育管理流程如图 4-2 所示。

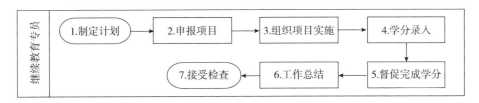

图 4-2 护理人员继续教育管理流程

(二) 流程详细说明

(1) 继续教育专员制定全院护理人员来年继续教育计划, 内容包括: 国家级、市级、区级、院级继续教育项目以及传染病培训, 中医基础理论培训, 专科护士培训, 低年资护士培训, 新生入职培训, 专科进修等。

(2) 组织申报继续教育项目, 联系科室主任、教学主管、护士长确定有科室特色及较先进学术内容的教学项目, 指导填写项目书, 收集整理科室申报的项目书, 由护理部会议讨论审核科室申报的项目, 通过项目由继续教育专员整理, 网上申报到本院教育处, 教育处审核后上报卫生健康委员会 (以下简称卫生健康委)。

(3) 市、区卫生健康委审核批准继续教育项目后, 组织项目课程的实施; 负责制定讲课计划并组织实施。

(4) 继续教育项目完成后, 进行全院护理人员学分录入工作。每名护士每年需要完成 25 学分, 除上课刷卡的学分, 其他大量学分均需要手工录入, 包括各种培训证书、进修证书、自学笔记、自考证明、科室小讲课等。

(5) 每年 7 月开始, 关注医院护理人员学分完成情况, 随时总结, 将完成情况告知护士长, 使其督促护士抓紧时间学习。学习渠道包括上网完成远程继续教育项目, 参加教育处、护理部组织的继续教育讲座, 参加半脱产学历教育, 参加各种专业培训班、专科进修, 撰写著作、论文, 科室举办小讲课, 自学笔记等。

(6) 每年 10 月, 进行继续教育的收尾工作, 督促所有人员在 10 月底前完成 25 学分。

(7) 11~12 月, 打印全院护理继续教育完成汇总表。收集全年学分证书、各种证明材料、传染病培训登记册等。接受上级部门检查、审核。此项工作完成后进入下一年度继续教育周期。

三、组织继续教育项目实施流程

(一) 组织继续教育项目实施流程图

组织继续教育项目实施流程如图 4-3 所示。

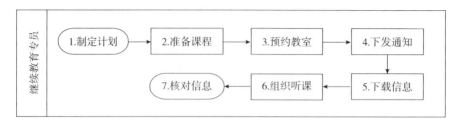

图 4-3 组织继续教育项目实施流程

（二）流程详细说明

（1）继续教育专员根据上级部门审核批准的继续教育项目制定讲课计划。

（2）联系科室老师按计划内容制作课件、准备讲义。

（3）提前一个月预定上课教室。

（4）提前一周通知老师，告知具体授课时间、地点。

（5）每次课前上网下载继续教育项目到刷卡机上。

（6）组织护理人员听课，维持课堂纪律，同时负责上课签到及刷卡，阻止代签到及代刷卡，保证人到刷卡。

（7）课程结束，在好医生系统上核对并及时上传刷卡信息。

四、护理人员执业注册流程

（一）护理人员执业注册流程图

护理人员执业注册流程如图 4-4 所示。

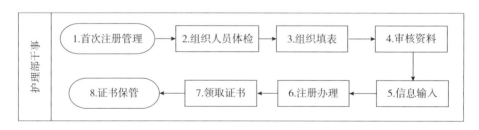

图 4-4 护理人员执业注册流程

（二）流程详细说明

（1）护理新进人员通过执业考试并留院工作后，要进行护士首次执业注册。

（2）联系体检中心，组织全体考试合格的护士按卫生健康委要求进行体检。每次新生注册从体检至取证需要三个月时间，每年 30~70 人次。

（3）组织并辅导考试，体检合格的人员统一填报护士注册申请表。

（4）督促准备各种注册材料（每人 12 份），审核各种材料，合格后准备医疗机构统一办理委托书、单位集体证明及医疗机构许可证等材料。

（5）材料收集审核完毕，在护士注册管理系统输入所有信息，上报卫生健康委待审批。

（6）携带所有材料到××市卫生健康委办理集体注册手续。

（7）等待卫生健康委通知，领取注册证。

（8）对领回的证书进行逐一登记，并保管。

病区护理流程

病区护理流程包括 12 个方面的内容，即护士交接班，患者入院接待，患者出院护理，患者转科护理，手术患者交接，健康教育，患者检查预约及送检，患者送检，护理不良事件分析、督导、填报，医疗器械不良事件检测，护理人员理论考核，护理人员技术操作考核。

一、护士交接班流程

（一）护士交接班流程图
护士交接班流程如图 4-5 所示。

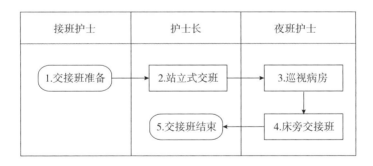

图 4-5　护士交接班流程

（二）流程详细说明

（1）接班护士提前 5 分钟清点物品，检查化验留取情况和三室卫生；分组护士提前 5 分钟了解本组患者病情、治疗情况。

（2）护士长主持交接班，医护人员各站一侧，夜班医护人员站立于中间一侧，夜班医生和夜班护士分别交班。交班内容包括患者总数、出院、转科、死亡人数、手术、分娩、危重抢救、特殊检查、特殊患者情况、生化血检查标本收集、手术前准备、病房水电、病房安全、特殊意外等管理情况。然后科主任、护士长就交办内容做补充，强调工作重点。

（3）夜班护士带领责任护士、护士长等巡视病房，检查病房环境情况，检查是否清洁，地面有无便器，桌面物品是否按要求放置，患者床单是否干燥、清洁、整齐；进入病房时，要轻叩病房门后再进入，并向患者点头示意，责任护士主动问好。

（4）夜班护士位于患者右侧，责任护士位于患者左侧，护士长位于床尾，夜班护士介绍主要情况，包括新入院患者、危重患者、术前术后患者、特殊处置或病情的患者，夜班护士要当面交接患者的管路、皮肤情况；护士长检查夜班工作质量，认识新患者、安抚重患者，与白班护士做好工作交接。

（5）交接清楚，各方明白后，交接班结束，交班护士下班。在交接班中，若有属于交班护士该完成而未完成的或者交班护士工作质量存在问题的，在问题解决后方可下班。

二、患者入院接待流程

（一）患者入院接待流程图

患者入院接待流程如图 4-6 所示。

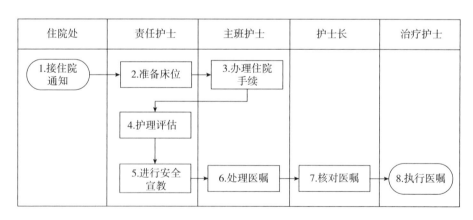

图 4-6　患者入院接待流程

（二）流程详细说明

（1）科室接到住院处新患者入院的电话通知。

（2）主班护士或者护士长得知新患者入院通知后，通知责任护士准备床位，建立病历，并通知医生。

（3）患者到达病区后，责任护士将患者带到事先分配的床位边，主班护士帮助患者办理相关住院手续，签署住院告知书和医德医风承诺书，做好入院介绍，包括介绍主管医生、护士，介绍探视、陪护、请假、贵重物品保管等制度；介绍病区环境、作息时间、呼叫器的使用、电视及空调的使用、订餐等情况。通知配餐员给患者订当日餐。

（4）责任护士对患者进行护理评估，测 T、P、R、BP 并记录。

（5）在完成护理评估后，责任护士根据专科特点及患者病情，告知患者相关健康知识，进行安全宣教，提醒注意事项等。

（6）医生查房后开具医嘱。主班护士及时准确处理医嘱。

（7）护士长对处理后的医嘱进行核对。

（8）治疗护士根据医嘱，执行各项治疗及护理项目。

三、患者出院护理流程

（一）患者出院护理流程图

患者出院护理流程如图 4-7 所示。

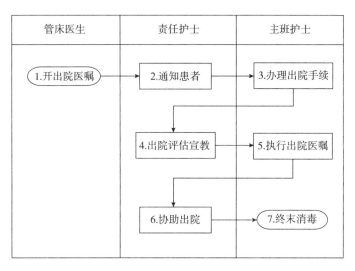

图 4-7　患者出院护理流程

（二）流程详细说明

（1）医生开具出院医嘱。出院带药要录入。

（2）责任护士至少提前一天通知患者及家属，并告知患者及家属做好相关出院准备。

（3）主班护士逐条核对医嘱账目是否相符，核对取回的出院带药。

（4）责任护士对患者进行出院评估，做出院宣教。指导患者出院带药的服用方法，休息、饮食、活动、复诊等注意事项。

（5）主班护士注销所有治疗，撤销患者的所有标识，按顺序整理出院病历，按医嘱交给患者出院带药，并告知用法。

（6）视患者实际情况，责任护士协助患者出院。

（7）患者出院后，主班护士告知保洁人员执行病床及相关物品的终末消毒。护士更换被服，消毒后备用。

四、患者转科护理流程

（一）患者转科护理流程图

患者转科护理流程如图4-8所示。

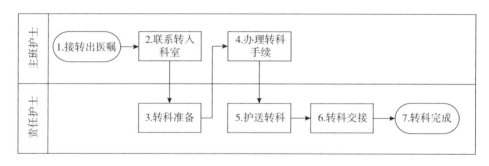

图4-8 患者转科护理流程

（二）流程详细说明

（1）主班护士接到管床医师的转科医嘱。

（2）主班护士根据医嘱联系转入科室，商定转入时间，告知转入科室所需准备事项，同时通知本科责任护士患者转科事宜。

（3）责任护士做患者转科准备，主要事项包括：联系家属，向患者及家属做好转科解释；协助整理私人物品；医嘱护士停止本科一切治疗、护理项目，认真核对本科收费项目，通知住院处、药房；责任护士将转出患者所有病历按转出要求书写、登记、整理；责任护士准备转运工具、仪器、药品；责任护士评估病情，写好交班记录。

（4）主班护士在电脑系统完成所有转科操作，同时通知转入科室患者的转入时间，并告知做好相关接收准备。

（5）责任护士护送患者，途中密切观察患者病情变化，保证患者安全。

（6）责任护士与转入病房护士交接患者，将病历及患者的管路、皮肤及药物情况等交于接收科室主管护士，填写转科记录交接单本，双方签字。

（7）转科完成，主班护士告知保洁人员执行病床及相关物品的终末消毒。护士更换被服，消毒后备用。

五、手术患者交接流程

（一）手术患者交接流程图

手术患者交接流程如图 4-9 所示。

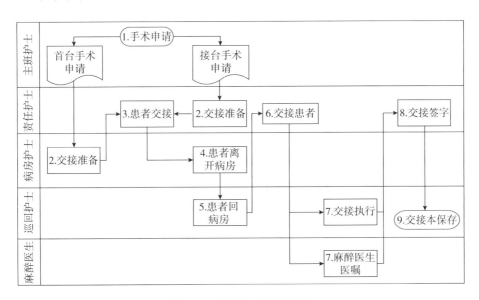

图 4-9　手术患者交接流程

（二）流程详细说明

（1）手术科室至少提前一天向手术室提交手术申请，手术室安排手术日期，确定具体手术时间，并通知手术科室主管医生。主管医生开医嘱，由主班护士处理医嘱，安排执行，做术前准备，护理记录及各班交接。

（2）首台手术，病房护士于手术日 7：30 完成术前准备，备好病历、安全核查表、医嘱单、所带物品、药品及输液卡，病房手术患者交接本。若是接台手术，此项工作由责任护士执行。手术患者在转入手术室之前，病房护士要书写护理记录，将患者离开病房时的病情，主要用药、输液、下胃管、尿管等术前准备工作做一详细记录，待患者术后回病房继续记录。

（3）手术室护士进病房接患者时，由主管医生、护士长或责任护士，同时到床头根据交接本内容与手术室巡回护士当面交班，共同将患者搬至推车上，并在病房手术患者的交接本上签字，交接本留病房保存。主要步骤包括：准备好床位；备好心电监护、血压计、心电监护仪；根据需要备好吸痰、吸氧等装置。

（4）巡回护士携带手术室手术交接本，麻醉医师（或主管医师）送患者回病房，与责任护士交接。麻醉师报告患者姓名、手术名称、麻醉方式，医护人员一起将患者搬至病床上，共同协助整理各种管道。如果是危重手术患者，术后回病房需要病区护士协助时，病区接到手术室电话通知后，由有关护士备好氧气袋等必要物品。

（5）手术室护士与病房护士交接患者，病房护士测量血压、脉搏、呼吸，连接各种管道，查看输液、皮肤情况或根据需要连接心电监护、吸氧等设备。交接内容包括巡回护士交接术中入量、出量、生命体征、手术体位；交接输液通路、各种引流管、皮肤、病历、带回液体及患者物品等；麻醉医生交接麻醉方式、术中特殊情况、特殊用药、患者意识、生命体征等注意事项。

（6）交接工作完成，确认无误后，巡回护士、责任护士在手术室手术交接本上签名。

（7）交班完毕，巡回护士携带手术室手术交接本返回并保存。

六、健康教育流程

（一）健康教育流程图

健康教育流程如图4-10所示。

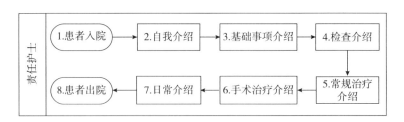

图4-10　健康教育流程

（二）流程详细说明

（1）患者入院后，护士5分钟之内到患者床边。

（2）责任护士向患者做自我介绍，并介绍患者的主管医生和护士长、主任等，发专科疾病健康小册子。

（3）责任护士介绍探视、陪护、请假、贵重物品保管等制度，介绍病区环境、热水供应方法、呼叫器的使用、电视和空调的使用、订餐等情况，并要确保患者对介绍内容基本理解。

（4）根据医嘱中的检查项目，责任护士告知患者次日检查的目的和意义及注意事项。

（5）责任护士介绍常规治疗的主要内容包括：告知主要和特殊用药的目的、剂量、注意事项等；告知治疗的方法、目的、时间等；告知饮食的量、规律、宜忌等；告知活动与疾病的关系等，包括功能锻炼、活动的量、频率、持续时间及范围；根据中医护理方案，进行健康指导。

（6）责任护士介绍手术治疗的主要内容包括：告知需进行皮肤、饮食、胃肠道的准备，用药、药敏试验等，手术的配合，特殊准备及陪护等。进行心理护理；手术当天，根据医嘱完成术前治疗及相应准备。告知当天的饮食、活动、药物及术后应注意的相关事宜；术后，根据医嘱，完成术后治疗、护理。胃肠功能恢复期间，告知患者可进行半流饮食或普通饮食，饮食量、宜忌及重要性；功能锻炼及康复指导；活动的量、频率、持续时间及范围；解释活动与疾病的关系等。

（7）在日常工作中，责任护士根据患者的病情变化、医嘱改变进一步进行宣教、治疗、饮食、功能锻炼、药物治疗等。

（8）责任护士根据出院医嘱及病情告知患者及家属院外继续药物治疗、功能锻炼、复查等注意事项。

七、患者检查预约及送检流程

（一）患者检查预约及送检流程图
患者检查预约及送检流程如图 4-11 所示。
（二）流程详细说明
（1）主管医生开具检查申请单。
（2）主班护士收到医嘱后，根据医嘱要求运送中心人员到预约中心与相应检查科室网络预约检查时间。
（3）运送中心人员将预约单送至病房主班护士，告知具体检查时间，并提醒必要的注意事项。
（4）通知检查：主班护士根据事先预约时间，提前一天通知主管医生，将检查申请单放在"当天检查单"盒内。责任护士在前一天将检查单统一归纳，并将它们转抄到护士交班本上或在黑板上显示；另外，还需要提前一天将主班或责任护士通知患者检查的时间与注意事项写在"温馨提示卡"上，

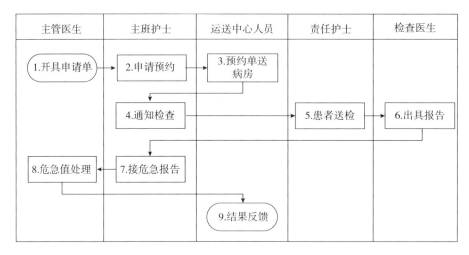

图 4-11　患者检查预约及送检流程

并将卡片放在患者床头柜上，以便提醒他们。检查当天早上由大夜护士和责任护士再一次交代患者一些相关的注意事项。

（5）责任护士送检。详情见子流程——患者送检流程。

（6）检查医生对患者进行检查，出具检查报告。若出现危急值，检查医生应立即根据危急值报告流程向科室汇报检查结果。

（7）主班护士接到危急值报告，记录危急值登记本，双方签全名，通知主管医生及责任护士。

（8）主管医生进行危急处理，责任护士遵医嘱进行各项治疗护理健康宣教，并观察病情变化，书写护理记录。

（9）运送中心人员将患者检查报告单送至病房。

八、患者送检流程

（一）患者送检流程图

患者送检流程如图 4-12 所示。

（二）流程详细说明

（1）责任护士根据病情备轮椅或平车、病床、氧气袋、急救箱等。

（2）送检前责任护士应评估患者配合的程度，若患者检查准备不充分，要及时与医生和检查科室联系，视情况推迟或取消检查，若取消则另行预约。

（3）陪检执行情况：①轻患者由护工及陪检人员陪同前往检查科室，责

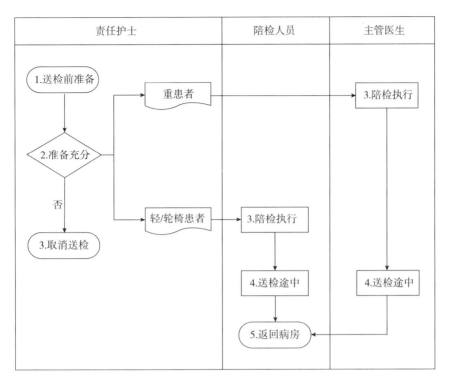

图 4-12　患者送检流程

任护士向患者及护工交代注意事项，检查途中一旦有不舒服的症状，马上与主管医生及责任护士联系。②使用轮椅的患者应交代患者尽量向后坐，背靠轮椅，并且系好安全带，以防患者跌倒。使用车床的患者绑好安全带，防止送检过程中患者跌落，在运行过程中，患者头在前，注意上坡时头在前，下坡时头在后。冬天时交代患者多穿衣服，并用棉被或毛毯保暖，防止受凉。③对于病情较重的患者，应由医生和护士陪同前往检查，并且携带急救箱、氧气袋、建立静脉通道。

（4）送检途中：对于轻患者和使用轮椅的患者，送检途中护士或护工应经常询问患者的自觉症状，及时了解患者的感受。对于病情较重的患者，在送检途中严密观察患者的生命体征，一旦患者病情变化应立即就地抢救。必要时须功能科行床边检查。

（5）检查完后陪检人员及时送患者回病房，安顿好患者，整理床单位，所用物品归还原位。

九、护理不良事件分析、督导、填报流程

(一) 护理不良事件分析、督导、填报流程图

护理不良事件分析、督导、填报流程如图 4-13 所示。

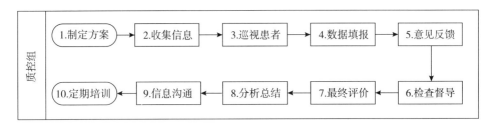

图 4-13　护理不良事件分析、督导、填报流程

(二) 流程详细说明

(1) 质控组制定护理不良事件管理计划与流程,鼓励主动上报。

(2) 质控组了解全院护理不良事件发生情况,每天收集《不良事件报告单》,包括压疮、非计划拔管、跌倒坠床、给药错误、意外事件等。

(3) 根据不良事件的具体发生情况,质控组查看科室对不良事件的具体发生过程的描述及制定改进措施。及时查看患者和现场,进行分析,提出建设性的指导意见和建议,并督导护理措施和改进措施的落实。

(4) 质控组在××市卫生健康委医政医管信息管理平台填写不良事件报告单,与第二人进行信息核对,正确无误后提交到××市卫生健康委医政医管信息管理平台,再导出信息进行归纳、分类。

(5) 质控组将建设性的指导意见和建议书写在《不良事件报告单》上,再反馈到科室。

(6) 根据科室的护理措施和改进措施及自身的指导意见,质控组检查督导科室落实情况,不良事件发展进展状况,根据实际情况进行整改。

(7) 根据患者出院情况或不良事件进展的最终结果,质控组收集科室对不良事件的过程评价,最终结果,以及此次不良事件的最终评价。最终评价主要内容包括不良事件对患者造成的最终影响和相关知识宣教的掌握情况;护士从中吸取的教训和获得的经验。收集完这些评价的信息之后再将它们反馈到科室。

(8) 质控组每月月底对全月发生的不良事件进行总结分析。填写不良事件汇总表,不良事件报告单。不良事件报告单中包括本月发生的所有不良事件的每一类的分析原因、整改措施以及效果评价。

（9）信息沟通：①质控组每月将各科室不良事件分类归纳，将归纳总结的原因、改进措施及实施的效果评价反馈到大科护士长，与大科护士长进行信息的沟通；②每月在护士长会上，质控组汇报不良事件的发生现状、发生原因分析、改进措施及效果评价，进行医疗资源共享；③通过制定标准的工作流程避免不良事件的发生。

（10）质控组每三个月举行一次培训，必要时可以增加培训次数，主要参加人员为：科室安全员、质控员、科研护士。主要内容包括：分析三个月来不良事件的发生状况，听取大家的意见和建议，对工作流程和方法进行整改；对不良事件发生、发展、转归中存在的问题进行培训；对新知识、新信息等进行培训。

十、医疗器械不良事件检测流程

（一）医疗器械不良事件检测流程图

医疗器械不良事件检测流程如图4-14所示。

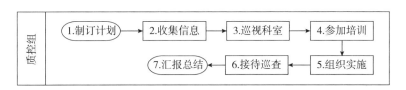

图4-14　医疗器械不良事件检测流程

（二）流程详细说明

（1）质控组制订医疗器械不良事件管理计划与规范。

（2）了解全院护理医疗器械不良事件发生情况，每天收集相关信息，制定《可疑医疗器械不良事件报告表》，这张报告表中包括各种医疗仪器、一次性医疗物品和非一次性医疗物品等。

（3）根据医疗器械不良事件的发生具体情况，到科室了解、查看，督导科室填写《可疑医疗器械不良事件报告表》，提交医工部。

（4）定期参加××市药品不良反应检测中心关于召开××市医疗器械重点监测、医疗机构监测点培训；接受输液泵、中频治疗仪等其他仪器的抽样检测。

（5）组织实施：①对于××市医疗器械重点监测的项目，填写××市医疗器械重点监测点工作人员登记表，表中包括科室、负责人、职务职称、联系电话、邮箱。②组织被抽样的科室护士长或科研护士参加培训，进行抽样监测，定期了解监测及监测表格填写情况，对于不能按时完成仪器监测的科室和其他科室进行仪器调配，督导科室按时完成任务。

（6）定期接待××市医疗器械重点监测、医疗机构监测点领导巡查，收集××市医疗器械重点监测表格，召集各科室负责人员接受检查和指导，针对不足之处进行整改。

（7）每个重点检测项目结束后，组织大家参加汇报总结会，填写汇总表格，填写人员、仪器正常表格和非正常表格。了解被监测仪器的性能。

十一、护理人员理论考核流程

（一）护理人员理论考核流程图

护理人员理论考核流程如图 4-15 所示。

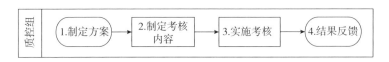

图 4-15　护理人员理论考核流程

（二）流程详细说明

（1）质控组根据护理部要求，制定护士理论考核方案；不同护龄、不同职称的护理人员掌握的理论知识以及考核点都是不一样的，所以要根据具体的需要备好各层次护理人员考核题库。

（2）根据不同层次制定考核内容：①护龄 1 年以下护士。《护士必读》临床护理部分包括隔离、消毒、灭菌、无菌技术部分；护理技术操作部分。②护龄 2 年以上护士。《护士必读》临床护理部分包括饮食、隔离、消毒、灭菌、无菌技术部分；护理技术操作部分；冷热应用；危重患者抢救；中医护理基本概念。③护师。《护士必读》临床护理部分包括饮食、隔离、消毒、灭菌、无菌技术部分；护理技术操作部分；冷热应用；危重患者抢救；相应的专科护理；中医护理基本概念和相关知识。④护士长、主管护师。《护士必读》临床护理部分包括饮食、隔离、消毒、灭菌、无菌技术部分；护理技术操作部分；冷热应用；危重患者抢救；相应的专科护理；中医护理基本概念和相关知识；护理医学基础知识。⑤门诊护士。与门诊相关的护理专业知识，含消毒隔离、就诊流程等。

（3）根据考核计划和考核内容确定考核时间和考核老师，实施考核。要求全院护士平均每年至少有两次成绩，考核次数和考核成绩与年终考核、护士节奖励、护士转正、职称晋升挂钩。考核分为随机提问、集中考核。①随机提问：质控组在病房、门诊督导检查过程中进行提问，从题库随机抽取各层次考题各两题随机提问科里两名护士；②集中考核：每半年分层次进行全体护士集中考核一次，共两次。

（4）随机提问成绩总结后通过护士长会每月反馈到各科室，要求科室进行相应有针对性的培训。随机考核成绩、集中考核总成绩年底反馈到科室，记入科室考核。

十二、护理人员技术操作考核流程

（一）护理人员技术操作考核流程图

护理人员技术操作考核流程如图 4-16 所示。

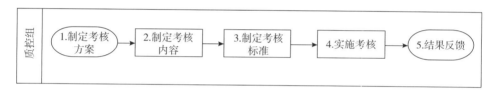

图 4-16　护理人员技术操作考核流程

（二）流程详细说明

（1）根据护理部要求，质控组制定考核方案：全年完成操作考核 8 项；分层次考核（护龄 1 年以下、2 年以上、护师、主管护师、护士长），考核不同的护理技术操作项目。

（2）根据不同层次制定考核内容：护龄 1 年以下护士，按《低年资护士转科手册》的护理操作要求；护龄 2 年护士，按《低年资护士转科手册》第一年、第二年的护理操作要求；护龄 3 年以上护士，按《低年资护士转科手册》第一年、第二年、第三年的护理操作要求；护师，要掌握 8 项中医护理技术操作、37 项西医护理技术操作、心肺复苏及相应的专科护理技术；护士长、主管护师，考核掌握护理操作的同时应结合相应的理论知识；门诊护士，考核与门诊相关的护理专业技术操作。

（3）根据 37 项西医护理技术操作、《××中医院护理工作手册》、8 项中医护理技术操作及新发的中医护理操作流程为依据，制定考核标准。

（4）根据考核计划和考核内容确定考核时间和考核老师，实施考核。医院要求每名护士每年至少参加两次技术操作的考核，考核次数和考核成绩与年终考核、护士节奖励、护士转正、职称晋升挂钩。考核分为随机考核、集中考核。①随机考核：质控组到病房、门诊随机考核操作，并作成绩记录，并对问题进行分析整改，每月一次。②集中考核：考核内容随机抽取。每科至少安排1~2名护士参加。集中考核2次/年。

（5）将随机考核的结果总结后每月通过护士长会反馈到科室，要求科室对相关问题进行培训。随机考核成绩、集中考核总成绩年底反馈到科室，记入科室考核。

第三部分　医技科室职能与关键流程

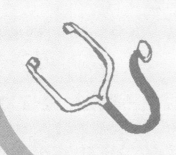

医技科室是指运用专门的诊疗技术和设备，协同临床科诊断和治疗疾病的医疗技术科室。医技科室是医院系统中的技术支持系统，是医院的重要组成部分。医院常设的医技科室包括放射科、超声科、核医学科、病理科、营养科、消毒供应中心、药学部、手术室、心血管超声和心功能科、检验科、药剂科、内镜室、血库、医疗器械管理科等。各科室都有自己的职责与功能，也有自己的工作流程。第三部分内容主要介绍放射科、超声科、核医学科、病理科、营养科、消毒供应中心、药学部的职能与关键流程。

第5章

放射科职能与关键流程

放射科职能介绍

一、登记室、护理组职能

（1）在科主任领导下负责门诊、住院患者各项常规检查及各种特殊检查的登记、预约、划价、编号和记账工作。

（2）热情接待患者，做好检查前后的介绍，负责向患者说明检查前的准备要求和注意事项。

（3）做好碘过敏试验，观察患者反应情况。

（4）准备好各项急救用品，在抢救过程中协助医生工作。

（5）严格掌握MRI的适应证和禁忌症。

（6）发放每日报告单，并签名留底。

（7）统计每日和每月工作量。

（8）负责每日各种资料归档、登记和保管。

（9）护送病员进机房，并与扫描技师联系有关扫描情况。

二、影像技术组职能

（1）按照科主任的要求，上岗人员必须爱护各种影像设备，进行经常性保养，各种仪器设备及附属用品使用完毕必须复位并整理机房、清洁设备。

（2）及时调整机房温度和湿度，保证X线检查的正常运行，一般控制室、扫描室的温度控制在22℃±4℃，相对湿度为65%以下，每天填写工作日志和机器运转情况，定期书面交班，并向科主任汇报。

（3）严格遵守操作规程，按规定的性能条件进行工作，不得擅自更改设备的性能及参数，不经岗位责任者同意不得开机使用，实习人员必须在老师指导下工作。

（4）根据临床要求，进行各种检查，制定检查计划，在常规以外的各种检查应和诊断医师共同探讨，不断反馈质量信息，扫描结束后准确填写各种规定记录参数并签名。

（5）各种检查在没有把握的情况下应请患者稍候观察结果。在使用碘对比剂时，必须确认静脉法碘试验阴性及无其他禁忌症者才能注射，注入对比剂后，应随时注意患者有无不良反应。扫描结束患者离开机房后，仍应在候诊室处观察15分钟，以防出现碘迟发反应。

（6）加强防护意识。在对患者敏感部位进行必要的照射时，尽量使用最小照射野，无关人员不要进入正在工作的环境，陪护人员应给予防护射线的教育。

（7）严格掌握MRI的适应证和禁忌症，进入扫描室前应除去一切金属物品，向患者解释检查过程，消除恐惧心理，争取良好合作。

（8）每天填写工作日志和机器运转情况，定期书面交班，并向科主任汇报。

三、影像诊断组职能

（1）诊断。诊断医师必须及时阅片、书写及打印报告单，并按时发送检查报告；定期进行集体阅片、疑难病例登记、讨论及随访工作；参加临床会诊；充分利用和改进（造）现有设备开展新技术、新检查项目；参与放射意外事件的应急救援。

（2）教学。承担实习教学和进修生具体带教任务；承担下级医院的放射诊断和放射技术的专业辅导。

（3）科研。了解本学科最新进展情况，积极开展新的影像技术和诊断方法的研究；配合临床进行专题影像检查诊断方法的研究。

普通 X 线检查流程

一、普通 X 线检查流程图

普通 X 线检查流程如图 5-1 所示。

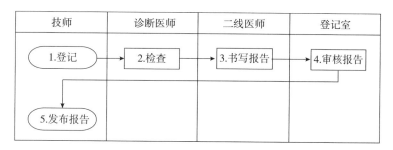

图 5-1 普通 X 线检查流程

二、流程详细说明

（1）患者持申请单到登记室，由当班登记员进行登记，并根据检查需求分配 X 线检查室。

（2）患者依照顺序候诊，将申请单交予操作室技师，技师核对患者申请单并登录信息，进入机房并按申请要求进行投照，随后上传图像至 PACS 系统并打印照片。

（3）诊断医师在 PACS 打开患者信息、图像，然后根据患者相关信息书写报告，最后提交报告至二线医师。

（4）二线医师审核该患者报告结果，随后进行报告发布及打印。

（5）技师将患者图像照相与申请单信息核对，并交至登记室，图像照相连同报告结果一同交予患者。门诊患者要求 40 分钟内取 X 线报告单。

普通放射造影检查流程

一、普通放射造影检查流程图

普通放射造影检查流程如图 5-2 所示。

二、流程详细说明

（1）患者预约，做好空腹准备后，当天持申请单到登记室，登记室的工作人员登记患者的检查信息。

（2）登记员开具造影使用试剂硫酸钡药物的收费单，患者到缴费处进行

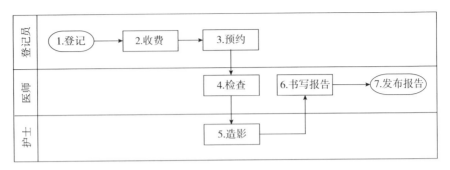

图 5-2　普通放射造影检查流程

缴费。

（3）登记员确认缴费票据，然后预约造影。如符合检查条件可立刻检查。

（4）患者依照顺序候诊，将申请单交予医师，登记信息。医师准备试剂，并向进入机房的患者交代注意事项，然后进行扫描，并照相，最后将图像自动传至 PACS 系统。

（5）护士按照规范操作，注入造影剂至造影区域。造影一般分为下消化道造影和下肢静脉造影。

（6）检查结束后，医师根据图像书写报告。

（7）医师审核图像及报告信息，将结果交予患者。报告结果需在 40 分钟内取出。

放射科 CT 检查流程

一、放射科 CT 检查流程图

放射科 CT 检查流程如图 5-3 所示。

二、流程详细说明

（1）登记室登记员为开具相应检查申请单的患者预约检查时间，增强扫描符合条件的患者即可排队检查，符合条件的预约到第二个工作日，增强扫描患者要在患者告知单上签字。

（2）技师根据申请单，确认患者具备检查的条件并不存在禁忌症后，进

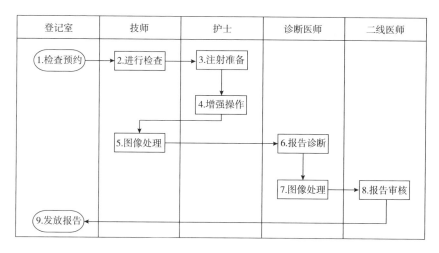

图 5-3　放射科 CT 检查流程

行检查。

（3）护士核对患者信息，确认无禁忌，埋置套管针。

（4）护士准备高压注射器操作，连接患者套管针，与 CT 扫描同步操作。

（5）检查完毕，技师将图像上传 PACS 系统，并在工作站进行后处理，打印照片。

（6）诊断医师在 PACS 上打开患者信息、图像，随后根据这些信息书写报告，最后提交报告至二线医师。

（7）诊断医师在工作站进行图像后处理，如 3D、VR、MRP、MIP、PE、VCT 等，打印照片，并将图像上传 PACS 系统。

（8）二线医师审核该患者报告结果，随后将报告发布及打印，最后移交登记室。

（9）登记室将报告与片子核对后，共同发放给患者。门诊患者平扫 CT 60 分钟内取照片及报告单。增强 CT 及 CTA 第三个工作日取结果，病房检查第二天发到病房。

放射科 MR 检查流程

一、放射科 MR 检查流程图

放射科 MR 检查流程如图 5-4 所示。

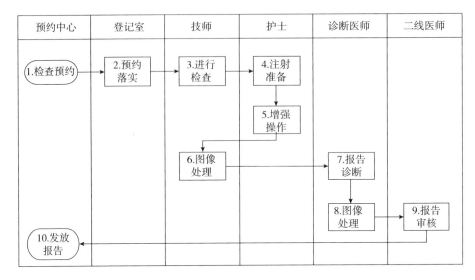

图 5-4　放射科 MR 检查流程

二、流程详细说明

（1）预约中心为开具相应检查申请单的患者预约检查时间，符合条件的按日程预约。

（2）登记员到预约中心取预约单，为开具相应检查申请单的患者登记录入，患者即可检查。患者要在患者告知单上签字。

（3）技师根据申请单，确认患者具备检查的条件并不存在禁忌症后，进行检查。

（4）护士核对患者信息，确认无禁忌，埋置套管针。

（5）护士准备高压注射器操作，连接患者套管针，与 MR 扫描同步操作。

（6）检查完毕，技师将图像上传 PACS 系统，并在工作站进行后处理，打印照片。

（7）诊断医师在 PACS 打开患者信息、图像，随后书写报告，最后提交报告至二线医师。

（8）诊断医师在工作站进行图像后处理，如 3D、VR、MRP、MIP、PE、VCT 等，打印照片，最后将图像上传 PACS 系统。

（9）二线医师审核该患者的报告结果，随后将报告发布及打印，移交登记室。

（10）登记室将报告与片子核对后，共同发放给患者。门诊患者平扫

CT60 分钟内取照片及报告单。增强 CT 及 CTA 在第三个工作日取结果，病房检查第二天发到病房。

放射科介入检查治疗流程

一、放射科介入检查治疗流程图

放射科介入检查治疗流程如图 5-5 所示。

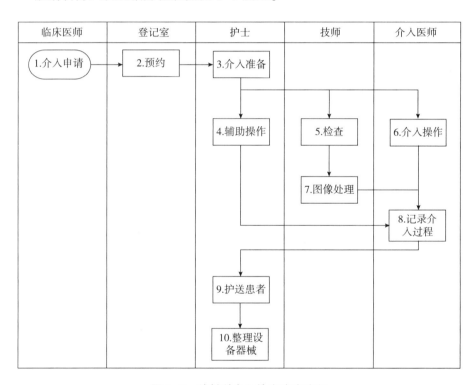

图 5-5　放射科介入检查治疗流程

二、流程详细说明

（1）临床医师根据患者情况开具介入检查治疗申请单，患者带着申请单到介入室预约检查时间。

（2）登记室为开具相应检查治疗申请单的患者预约检查时间。并且患者需要在患者告知单上签字。

（3）护士准备器械、药品，而且还要保证房屋设备器械无菌化。

（4）技师根据申请单，确认患者具备检查治疗的条件并不存在禁忌症后，进行设备操作。

（5）介入医师在确认患者具备检查治疗的条件并不存在禁忌症后，进行规范化介入检查治疗。

（6）护士进行高压注射器操作，连接患者套管针，与 DSA 扫描同步操作。放射科其他的工作人员从旁协助，提供器械、药品。

（7）检查完毕，技师将图像上传 PACS 系统，并在工作站进行后处理，打印照片。

（8）在规范化介入检查治疗后，临床介入医师确认患者安全，记录介入手术过程。

（9）患者安全，护士护送患者至病房，交接患者。

（10）护士清洗消毒，处理用过的器械、设备，清扫手术房间。

临床会诊流程

一、临床会诊流程图

临床会诊流程如图 5-6 所示。

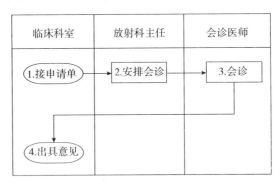

图 5-6　临床会诊流程

二、流程详细说明

（1）临床科室向放射科提交会诊邀请函。

（2）放射科主任安排会诊医师。

（3）会诊医师到临床科室，与主管大夫了解病情，观看影像资料，并结合病情，与临床大夫进行讨论。或主管大夫带着病历至放射科办公室，观看影像资料，并结合病情进行讨论。

（4）会诊医师在会诊单上填写影像诊断意见，并将该诊断意见记录在电子病历中。

第6章

超声科职能与关键流程

超声科职能介绍

一、法规管理职能

（1）按照医务人员的医德规范，每个人都应遵守医院的各项规章制度和劳动纪律。

（2）医务人员在工作中应该团结协作，坚守工作岗位，按时接诊，与患者保持良好的沟通。

（3）医务人员应当廉洁行医，接受监督。

二、质量管理职能

（1）超声医生应具有执业医师资格及执业证书，严格遵守超声诊断操作规范，工作认真负责，保证检查质量，进修和实习医生应在带教老师的指导下操作。

（2）对疑难病例请上级医生会诊复查或全科会诊。

（3）做好仪器设备的维护和保养工作，确保所有仪器有良好的准确度。

（4）加强医疗质量管理，健全质量控制制度，定期由质量控制小组检查全科质量，定期业务学习并研讨操作规程，推动超声技术的标准化、规范化。

（5）严格执行临床"危急值"报告制度。健全登记制度及数据管理系统，对所有病例资料都保存电子档案，以便查询。

三、签发诊断报告

（1）检查完毕后，应及时准确书写，签发诊断报告。

（2）书写报告要求医学术语规范，字迹清楚，所见描述详细确切，并提出影像诊断意见，附阳性图像。

（3）尚未独立工作的超声人员所发的报告应由带教老师审核签名后方可发出。

门诊超声检查流程

一、门诊超声检查流程图

门诊超声检查流程如图 6-1 所示。

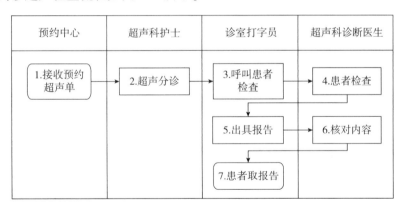

图 6-1　门诊超声检查流程

二、流程详细说明

（1）在接到临床医生为患者开的申请单，以及患者的缴费单后，预约中心人员在 HIS 系统上为患者预约检查时间，一般从缴费起的工作日 72 小时内进行预约。

（2）患者按预约时间到达超声科，超声科护士将患者所持有的预约单据依次排队，在工作站上点击到达，患者姓名进入各个诊室的到达队列中。

（3）诊室打字员在工作站上的到达队列中点击患者的姓名，利用呼叫系统通知患者进入诊室。

（4）患者上检查床就位，医生按照申请单要求部位进行超声检查。

（5）检查完毕，诊室打字员按照医生叙述打出报告内容及图像，点击打印按钮。

（6）医生核对诊断内容。

（7）诊室打字员将核对后的报告交给患者。

病房超声检查流程

一、病房超声检查流程图

病房超声检查流程如图 6-2 所示。

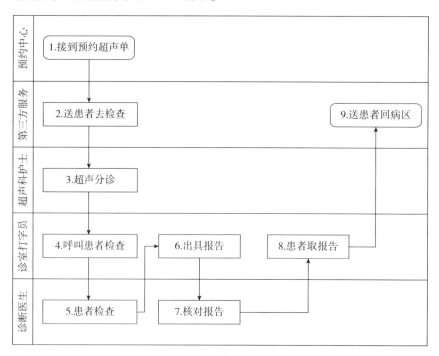

图 6-2　病房超声检查流程

二、流程详细说明

（1）在接到临床医生开具的申请单后，预约中心人员在 HIS 系统上为患者预约检查时间（从医嘱起的工作日 72 小时内）。

（2）第三方服务工作人员根据预约中心所提供当日检查的患者名单进入病区接患者就诊。

（3）患者被送达超声科，超声科护士或第三方服务工作人员将患者所持有的预约单据依次排队，在工作站上点击到达，患者姓名进入各个诊室的到达队列中。

（4）诊室打字员在工作站上的到达队列中点击患者的姓名，利用呼叫系统通知患者进入诊室。

（5）患者上检查床就位，医生按照申请单要求部位进行超声检查。

（6）检查完毕，诊室打字员按照医生叙述打出报告内容及图像，点击打印按钮。

（7）医生核对诊断内容。

（8）诊室打字员将核对后的报告交给患者。

（9）第三方服务工作人员将患者送回病区。

急诊超声检查流程

一、急诊超声检查流程图

急诊超声检查流程如图 6-3 所示。

二、流程详细说明

（1）患者无须预约，直接到达超声科，超声科护士将患者所持有的申请单送入诊室，在工作站上点击到达，患者姓名进入各个诊室的到达队列中。

（2）诊室打字员在工作站上的到达队列中点击患者的姓名，利用呼叫系统通知患者进入诊室。

（3）患者上检查床就位，医生按照申请单要求部位进行超声检查。

（4）检查完毕，诊室打字员按照医生叙述打出报告内容及图像，点击打

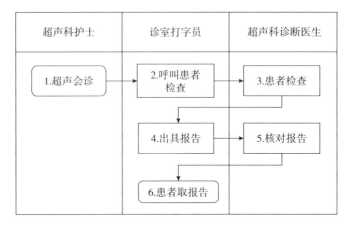

图 6-3　急诊超声检查流程

印按钮。

（5）医生核对诊断内容。

（6）诊室打字员将核对后的报告交给患者。

床旁超声检查流程

一、床旁超声检查流程图

床旁超声检查流程如图 6-4 所示。

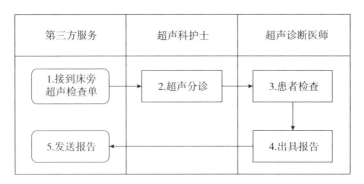

图 6-4　床旁超声检查流程

二、流程详细说明

（1）临床医生开具申请后，交由第三方服务工作人员送至超声科。

（2）超声科护士将申请单整理，在工作站上点击当日预约，交予当日床旁超声医生。

（3）按照申请单要求，超声医生推床旁机器进入病房进行超声检查。

（4）检查完毕，超声医生回科室后打出报告。

（5）打印完毕，超声医生通知第三方服务工作人员取走报告。

超声穿刺检查流程

一、超声穿刺检查流程图

超声穿刺检查流程如图 6-5 所示。

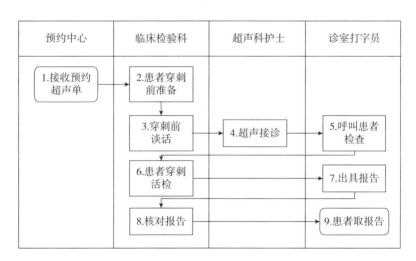

图 6-5　超声穿刺检查流程

二、流程详细说明

（1）接到患者缴费后的申请单后，预约中心人员在 HIS 系统上预约检查时间（从缴费起的工作日 72 小时内）。

（2）临床医生开具申请单后，患者在检验科抽血。

（3）临床医生与患者签署知情同意书。

（4）患者按预约时间到达超声科，超声科护士将患者所持有的预约单据依次排队。

（5）诊室打字员在工作站上的到达队列中点击患者的姓名，利用呼叫系统通知患者进入诊室。

（6）患者上检查床就位，临床医生在超声医生的超声引导下进行穿刺活检。

（7）操作完毕，打字员按照医生叙述打出报告内容及图像，点击打印按钮。

（8）医生核对诊断内容。

（9）诊室打字员将核对后的报告交给患者。

第7章

核医学科职能与关键流程

核医学科职能介绍

一、项目检查职能

（1）核医学科是医院主要医技科室之一，主要开展核医学检查项目，是辅助临床科室对疾病做出正确诊断的有效手段之一。

（2）拥有 SPECT、甲状腺功能测定仪等一批先进的设备。本科开展的临床各项诊治工作具有国内先进水平。

（3）核医学是一个完整的学科，不光只做影像检查，还可以做治疗。

二、医学研究职能

（1）研究内容包括基础核医学和临床核医学两大部分。

（2）对甲状腺疾病、肿瘤、冠心病、肾疾病等的显像诊断及甲亢、骨转移癌的治疗有一定研究。

放射药品转让、审批到期流程

一、放射药品转让、审批到期流程图

放射药品转让、审批到期流程如图 7-1 所示。

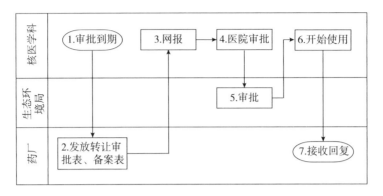

图 7-1   放射药品转让、审批到期流程

二、流程详细说明

（1）放射性药品审批到期、转让到期，医师通知药厂。

（2）药厂发放转让审批表、备案表。

（3）医师上网填写规定报表，申请。

（4）医院领导审批。

（5）生态环境局窗口根据医院的申请进行批复。

（6）收到批复后，医师或技师开始使用药品。

（7）将生态环境局的转让批复交给药厂。

SPECT 检查流程

一、SPECT 检查流程图

SPECT 检查流程如图 7-2 所示。

二、流程详细说明

（1）患者到医院就医，临床医生开检查单，患者进行缴费，并到核医学科进行预约。

（2）核医学科护士对患者检查时间进行预约，并与药厂预约药品。

（3）核医学科接收药品，护士给患者进行注射。

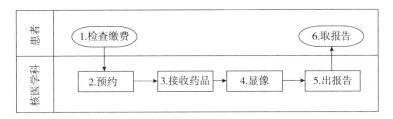

图 7-2　SPECT 检查流程

（4）技师进行仪器操作、显像。

（5）医师根据技师提供的显像结果，出诊断报告。

（6）患者取诊断报告。

第8章

病理科职能与关键流程

病理科职能介绍

一、活组织检查

（1）病理科主要常规工作包括病灶局部穿刺、咬取、切取活检和手术切除活检，通过活检为临床提供定性诊断。

（2）开展术中冰冻及快速石蜡切片诊断，这是为解决术前因各种因素未明确病变性质这一问题而进行的必要的术中活检，最终以此为根据决定手术治疗方案和范围。此项工作难度大，时间紧，责任重，应强调有一定经验的医师承担。

二、组织学检查

（1）组织学检查是脱落、刷取、组织印片和肿块穿刺等方法的细胞学检查，为的是决定病变良恶性质。推测组织学类型，是目前应用广泛、方法简易、快速的一种诊断手段，尤其适用于各级基层医院。

（2）组织学检查工作应有专人负责，有条件的单位应建立细胞学室。

（3）创造条件，积极开展各种辅助病理检查，包括组织化学、免疫组化、分子技术、电镜、形态计量、图像分析等新技术的引进及应用，以辅助病理诊断。医院应根据等级要求逐项开展，不断深化。

三、尸检

尸检工作对提高医疗质量、促进医学科学的发展、培养病理医生科学的综合分析能力、促进各种病理教学工作的深入具有重要作用，应作为病理科的一项常规工作。

四、其他

（1）承担院内外各项教学任务，开展病理学资料总结及科研工作。
（2）定期参加、主持临床病理讨论会及学术研讨会，举办专题学术讲座。

住院患者组织病理学检查流程

一、住院患者组织病理学检查流程图

住院患者组织病理学检查流程如图 8-1 所示。

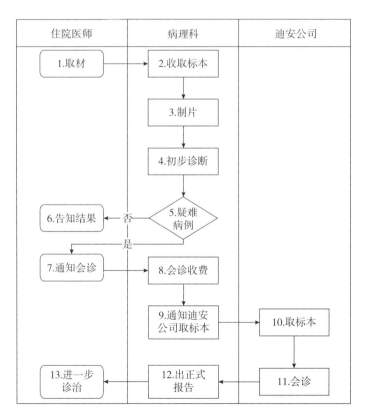

图 8-1　住院患者组织病理学检查流程

二、流程详细说明

（1）患者到医院就诊、住院，临床医师进行取材，并开病理申请单。

（2）病理科医师或技师收取标本并登记，并开具检查申请单。

（3）病理科医师或技师开收费单，患者缴费，技师进行病理制片。

（4）病理科医师根据制片进行初步诊断。

（5）病理科医师根据制片判断是否属于疑难病例。

（6）不是疑难病例的，直接告知诊断结果，出具诊断报告。

（7）属于疑难病例的，通知临床医师进行会诊。

（8）病理科医师或技师进行会诊收费。

（9）通知公司取标本。

（10）迪安公司收取标本。

（11）公司安排并进行会诊，将会诊结果通知病理科医师。

（12）病理科医师根据会诊结果出具正式的诊断报告，并送至临床医师处。

（13）临床医师根据诊断报告进一步诊治。

门诊患者组织病理检查流程

一、门诊患者组织病理检查流程图

门诊患者组织病理检查流程如图 8-2 所示。

二、流程详细说明

（1）患者到医院就诊。

（2）门诊医生根据患者情况取材。

（3）门诊部将标本送至病理科，病理科医师/技师收取标本，检查标本有无不符合规定情况、检查申请单是否符合规定。

（4）病理科医师/技师标记好材料，打印收费单。

（5）患者到收费处缴费后，将收费单交回病理科。

（6）病理科医师或技师检查收费情况后，进行病理制片。

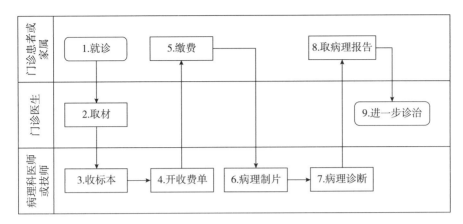

图 8-2　门诊患者组织病理检查流程

（7）病理科医师根据检查情况出具病理诊断报告，并通知患者或家属取病理报告。

（8）患者或家属取病理报告。

（9）门诊医生根据病理报告做进一步的诊治。

第 9 章

营养科职能与关键流程

营养科职能介绍

一、工作职能

（1）负责住院患者多种膳食的设计、制备与供应，以保证提供良好的食物质量与营养质量。

（2）为全院营养支持组的成员，承担疑难患者的营养会诊任务。根据患者的病情及营养状况，制定患者的营养治疗方案。

二、管理职能

（1）保证营养治疗方案的实施，建立科学的规则制度，并检查与评价执行的效果。

（2）教学上承担多级营养教学、进修生和实习生的培训实习，以及在职人员的专业教育等任务。

（3）开展科研工作，吸取国内外先进经验，不断总结与改进工作，以提高业务水平。

（4）在门诊开设营养咨询，对住院患者进行营养指导，对群众进行科普宣传。

治疗膳食尝膳流程

一、治疗膳食尝膳流程图

治疗膳食尝膳流程如图 9-1 所示。

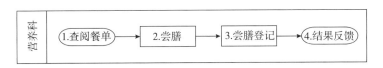

图 9-1 治疗膳食尝膳流程

二、流程详细说明

（1）每日 10 时及 16 时营养技师查看当日治疗膳食餐单，了解治疗膳食品种。

（2）根据当日治疗膳食品种对治疗膳食进行尝膳，了解治疗膳食质量。

（3）根据治疗膳食尝膳情况填写尝膳记录。

（4）将尝膳情况向营养科管理员反馈，并与其沟通治疗膳食制作情况。

营养会诊后宣教流程

一、营养会诊后宣教流程图

营养会诊后宣教流程如图 9-2 所示。

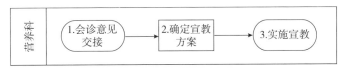

图 9-2 营养会诊后宣教流程

二、流程详细说明

（1）营养医师会诊结束后 30 分钟内向营养护士（技师）传达会诊意见，明确治疗膳食原则及具体治疗方式。为保证准确无误，每个患者情况需在会诊登记本上记录。

（2）营养护士（技师）完成与营养医师会诊意见交接后 10 分钟内确定患者营养宣教方案，在宣教记录单上写明患者营养治疗方案。

（3）营养护士（技师）写明宣教单后 1 小时内向会诊患者进行营养宣教。

营养会诊后随诊流程

一、营养会诊后随诊流程图

营养会诊后随诊流程如图 9-3 所示。

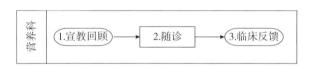

图 9-3　营养会诊后随诊流程

二、流程详细说明

（1）营养护士（技师）查看会诊登记本，利用 30 分钟回顾 48 小时前宣教患者的营养治疗方案。

（2）营养护士（技师）对相关患者进行营养随诊，了解营养治疗情况。

（3）营养护士（技师）将随诊情况向临床医师反馈，并与其沟通未执行营养治疗意见的患者情况。

营养科人员营养培训流程

一、营养科人员营养培训流程图

营养科人员营养培训流程如图 9-4 所示。

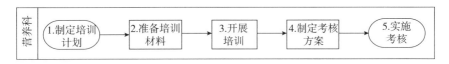

图 9-4　营养科人员营养培训流程

二、流程详细说明

（1）根据全年培训计划，提前 2 周制定当月营养科人员培训计划。

（2）制定当月培训计划后，在培训前 1 周制作培训 PPT 或其他学习材料。

（3）对营养科治疗膳食制配人员进行相关培训。

（4）培训完成后，根据培训内容制定相关考核方案。

（5）培训后 2 周对培训人员进行相关考核。

第 10 章

消毒供应中心职能与关键流程

消毒供应中心职能介绍

一、工作与任务

（1）根据临床科室需要，制作各种治疗包、器械包、布类包及辅料，经灭菌后供全院使用。

（2）按照医院感染管理的有关规定，建立健全各项制度、操作规程、质控措施，确保临床医疗用品使用安全。

（3）参与部分一次性使用的无菌医疗用品的院内管理。

（4）建立医院计算机网络中心系统，使物品供应流程更加便捷，物资管理更加科学。

（5）不断研究、改进工作内容和方法，保证及时有效的物品供应；实施在职人员培训，提高服务质量。

二、管理职能

（1）做到规范操作，严格灭菌与监测，防止医院内感染，保证医疗护理质量。

（2）加强对消毒供应中心的专业化、规范化、信息化、科学化的管理；并完善消毒供应中心的整体设计，要做到合理的建筑布局、科学的工作流程、专业的设备配置。

消毒供应中心基本操作流程

一、消毒供应中心基本操作流程图

消毒供应中心基本操作流程如图 10-1 所示。

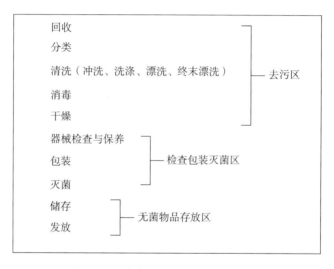

图 10-1　消毒供应中心基本操作流程

二、流程详细说明

（1）回收。①供应室工作人员定时在 10 时至 12 时，16 时 30 分至 19 时带上清洁的污物箱按照规定的路线到临床科室回收物品。并与临床科室人员交接、记录。②回收后，回收人与清洗人员交接物品数量，并清点、核对包内物品是否齐全。③每次回收后，清洁消毒回收箱，干燥存放。

（2）分类。①按个人防护要求着装，与下收人员交接回收物品数量。②根据器械的不同材质、性状、精密程度、污染状况进行分类。③损伤性废物投入利器盒内，感染性废物投入黄色污物袋内。

（3）清洗。不同器械、物品采用不同的清洗方法。目前暂采用手洗方法清洗，终末漂洗，采用离子水或蒸馏水冲洗。

（4）消毒。除感染器械浸泡消毒外，其余均用湿热消毒法处理。

（5）干燥。①宜选用干燥设备进行干燥处理。②在无干燥设备的情况下，使用消毒的低纤维絮擦布对器械、器具和物品进行干燥处理。③穿刺针、手术吸引头等官腔器械，使用高压枪冲或用95%乙醇进行干燥处理。④不应使用自然干燥方法进行干燥。

（6）器械检查与保养。①采用目测法对干燥后的每件器械、器具和物品进行检查。②器械表面及其关节、齿牙处应光洁，无血渍、污渍、水垢等残留物质和锈斑；器械功能完好，无损毁。③清洗质量不合格的应重新处理。如有锈迹，应除锈，器械功能损毁或锈蚀严重，应及时维修或报废。④应使用润滑剂进行器械保养，不应使用石蜡油等非水溶性的产品作为润滑剂。

（7）包装。①器械与布类包分室包装。②包装者首先检查包装质量，在灯光下检查，准备好清洁干燥的（纺织类）包布，无破损方可使用。③包装者再核对器械的种类、规格和数量，拆卸的器械应进行组装。核对内容是否齐全，齐全才能包装。④盆、碗等器皿单独包装。剪刀和血管钳等轴类器械不应完全锁扣。有盖的器皿应开盖，摞放的器皿间应用吸湿布、纱布或医用吸水纸隔开；官腔类物品应盘绕放置，保持官腔通畅；对精细器械等采取保护措施。⑤无菌物品包装采用闭合式包装方法，由2层包装材料分2次包装。密封式包装如使用纸袋、纸塑袋等材料，可使用一层单独包装器械。⑥器械包重量不宜超过7公斤，敷料包重量不宜超过5公斤。灭菌包体积不超过30cm×30cm×50cm。⑦包装完后，每包外都应贴灭菌化学指示物。闭合式包装使用专用胶带，胶带长度应与灭菌包体积、重量相适宜，松紧适度。封包应严密，保持闭合完好性。高度危险性物品灭菌包内还应放置化学指示物。植入材料包内除放置化学指示卡外还要另放置爬行卡一张。⑧所需灭菌物品包装的标识应注明物品名称、包装者等内容。灭菌前注明灭菌批次、灭菌日期和失效日期。标识应具有追溯性。

（8）灭菌。①检查灭菌前的准备、灭菌物品的装载、灭菌操作、无菌物品卸载和灭菌效果是否严格按操作程序进行。②每批次确认灭菌过程合格，包外包内化学指示物合格。检查无湿包现象及无无菌物品污染和破坏。以上都符合要求才视为质量合格。

（9）储存。①灭菌后物品应分类、分架存放在无菌物品存放区。一次性使用无菌物品应去除外包装后，进入无菌物品存放区。②物品存放架或存放柜应距地面20~25厘米，离墙5~10厘米，距天花板50厘米。③物品放置应固定位置，设置标识。接触无菌物品前应洗手或手消毒。④消毒后直接使用的物品应保持干燥，包装后专架存放。⑤储存无菌物品间室内环境温度小于

24℃、湿度小于 70%。在这样的储存环境下，医用一次性纸袋包装的无菌物品，有效期宜为 1 个月；使用一次性医用皱纹纸、医用无纺布包装的无菌物品，有效期宜为 6 个月；使用一次性纸塑袋包装的无菌物品，有效期宜为 6 个月。硬质容器包装的无菌物品，有效期宜为 6 个月。

（10）发放。①发放者按要求着装并洗手或手消毒，再按使用科室需要进行发放。②无菌物品发放时，应遵循先进先出的原则。③发放时应确认无菌物品的有效性。植入物及植入性手术器械应在生物检测合格后，方可发放。④发放的无菌物品都应具有可追溯性。如没有可追溯性，不得发放。⑤一次性使用无菌物品的发放应记录出库日期、名称、规格、数量、生产厂家、生产批号、灭菌日期、失效日期等。过期物品不得发放。⑥运送无菌物品的器具使用后，应清洁处理，干燥存放。

复用器械清洗回收流程

一、复用器械清洗回收流程图

复用器械清洗回收流程如图 10-2 所示。

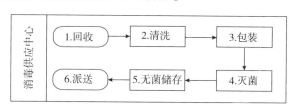

图 10-2　复用器械清洗回收流程

二、流程详细说明

（1）回收岗按照固定路线分别下收病房主楼、门诊楼、病房、手术室中可复用的器械、消毒包。按照回收标准进行回收，做基本预处理，重污单包装，并做记录。

（2）清洗岗工作内容包括：将收回的各科不同器械进行清点、登记及上追溯系统核对；核对后根据要求将复杂器械拆分成最小单位，分类摆放在不同的容器中，放入清洗机后启动清洗程序；观察清洗过程中的温度、时间等物理参数（腔镜类器械按照手工清洗程序分步进行）；电脑追溯系统录入清洗记录，包括锅次、清洗人员名称、清洗程序、清洗物品内容；定期对清洗的纯净水进行水导率等质量检测，往盐桶加盐。

（3）清洗完成后包装。包装岗内容包括：检查复用器械的清洗质量，器械功能是否完好、有无破损；器械包由配包人按照清单配置器械和敷料、化学指示剂；包装人二次核对，检查配包人对器械包配置是否正确；电脑追溯系统录入配包人、包装人姓名、器械包名称、时间，然后打印器械包标签，正确无误地贴到器械包上；叠包内所需的治疗巾、孔巾、科室使用的布类治疗巾、手术敷料、手术衣等分别做标记；往塑封袋内装化学指示卡。

（4）包装完成后灭菌。灭菌岗工作内容包括：负责打开蒸汽总开关，排放管内冷凝水、冷空气；检查高压灭菌器、低的排水口及锅内四周有无异物及密封条；打开预真空高压蒸汽灭菌消毒锅预热，做 BD 实验，检测锅体抽真空效果是否达标；按照每批装载内容，追溯系统录入灭菌物品、时间、锅次、消毒员姓名，高压灭菌包装载，放入批量放行（化学指示卡）；低温灭菌器放入生物监测包，选择、运行灭菌程序，监察预真空高压蒸汽灭菌器的运行参数，即温度、时间和压力，安全卸载灭菌物品，放于冷却区。批量放行合格后录入追溯系统。低温器械灭菌后先做生物监测，合格后放行低温灭菌物品。

（5）灭菌后进行无菌储存。无菌岗工作内容包括：负责接受科室来电咨询及打印科室的申请单，检查无菌物品存放状况，包括灭菌物品标识是否正确、完整、有无过期；检查一次性无菌物品库内存储数量、种类，以便及时拆箱上货；与医工处联系要货，保持充足状态；擦拭无菌间，保证无菌室内储存环境符合规范要求；每个月月底一次性无菌物品要平账核查；每日调配临床科室所申领的一次性无菌物品，及时督促下送人员送达。

（6）每日为各科室下送科室所需的一次性无菌物品和器械等。下送岗工作内容包括：每日按照固定时间分别下送门诊 2 次、病房 4 次；为满足手术需求，随时下送手术器械（手术器械较贵重的应有专人负责）；送达后与科室交接并留下记录；下收车及回收箱每完成下收工作需用健之素擦拭消毒；下送物品须严格按照科室申请单出库，并与无菌岗核对。

第 11 章

药学部职能与关键流程

药学部职能介绍

一、药事管理职能

（1）根据国家及各级政府卫生行政部门有关医院药学管理的法规，制定本院药事管理的规定制度，规范药事行为。

（2）对医院药学科各室、各环节进行科学管理，使医院药学工作达到制度化、规范化、标准化，确保药学工作质量。

（3）设信息室，负责收集国内外药物信息资料，收集药品生产、供应、使用以及疗效、毒副反应、配伍禁忌、用法、用量等信息资料，向临床各科介绍并推荐新药。

二、调剂工作职能

（1）根据医师处方或科室请领单，按照配方程度，及时、准确地调配和分发药剂，调配处方必须严格按照处方调配操作规程，仔细审查处方，认真调配操作，严格监督检查，耐心讲解药物用法、用量和注意事项。

（2）严格按照规定管理毒、麻和精神药品，并监督临床使用。

三、制剂工作职能

（1）选派有较高理论基础和熟悉操作技术的药师担任。

（2）制剂室的建筑设施应符合规定要求。

（3）要有基本的制药设备和药检设备，还要有完善的技术操作规程和监督检查制度。

（4）有计划地生产普通制剂、无菌制剂和中药制剂。

（5）中药的炮制、煎煮。

四、药物检验职能

（1）建立健全药品检验规范和检验、检查制度，对保证药品质量是必不可少的。

（2）录取专业药检人员检查和群众监督相结合的办法。

（3）不仅对自制制剂要严格把关，而且对购进药品质量可疑者也应进行检验、检查。

（4）从原料、配制、保管、验收、发放、请领、使用等各个环节，实施全面质量管理，层层把关，保证以优质的药物供给临床和患者。

五、临床药学工作职能

（1）协助临床遴选药物，制定药物治疗方案，监护患者用药情况，随时提出改进措施，指导安全、合理用药，提高药物治疗水平。

（2）协助临床医师作好新药的试用，观察及疗效评价，记录整理药物治疗的各种资料；提出改进和淘汰药物的品种。

（3）负责药物不良反应的监测、登记、报告工作。

（4）检查、监督临床用药情况和药品质量。

（5）建立临床药学实验室，监测血药浓度，研究药物在体内的分布、代谢、排泄及相互作用等过程，为临床合理用药提供科学依据。并接受临床医师用药咨询。

六、科学研究职能

（1）密切结合临床开展科研和技术革新是提高药剂质量、满足临床需要的重要途径，选择这些能提高药剂质量、提高药物功效的研究课题。

（2）搞好药学研究、改革剂型、开发新制剂，医院药学大有可为，为药学人员开辟了新的用武之地。

（3）药学管理研究。

（4）临床教学研究、药效学、药动学、生物利用度、血药浓度、药物不良反应的监测和药物评价等。

七、药学教育与训练职能

（1）搞好药学教学，完成大、中专业药学院校学生的实习教学工作。

（2）进行药学人员自身提高的继续教育。

（3）专业训练，使在职人员不断吸收新知识、新理论和新技术，跟上医药科学发展的形势。熟练技能，杜绝差错事故。

（4）进行药事管理的研究，使之能适应当代医院医疗工作的需要，使之更科学更实用。

八、医院药学科研职能

（1）临床药学研究，药物安全、合理应用的研究。

（2）临床药理学研究。

（3）药物的再评价。

（4）药物不良反应与相互作用的研究。

（5）新药的开发与应用。

（6）新药的临床试验研究。

抗菌药物临床应用管理流程

一、抗菌药物临床应用管理流程图

抗菌药物临床应用管理流程如图 11-1 所示。

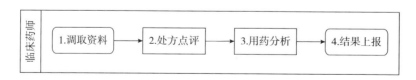

图 11-1　抗菌药物临床应用管理流程

二、流程详细说明

（1）临床药师每月调取四类资料，作为抗菌药物监测管理的基本资料。

这四类资料包括全院所有的抗菌药物电子处方、部分住院使用抗菌药物的病例、全院抗菌药物使用的相关质控指标、手术病历与非手术归档病历。

（2）临床药师对抽取的资料进行点评。

（3）完成点评后，进行相关统计和分析。

（4）结果上报：①将抗菌药物电子处方、住院使用抗菌药物的病例、抗菌药物质控指标的点评和统计分析结果提交到质控办 OA 邮箱，通过质控办的《质量月刊》全院公布。②按卫生健康委抗菌药物监测网的要求，对手术病历与非手术归档病历查阅，并分析出结果，最后通过在线电子系统填写上报。

中药房关键流程

这部分包括门诊大调剂药品调剂流程和二级库药品管理流程两个方面的内容。

一、门诊大调剂药品调剂流程

（一）门诊大调剂药品调剂流程图

门诊大调剂药品调剂流程如图 11-2 所示。

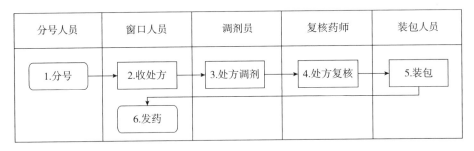

图 11-2　门诊大调剂药品调剂流程

（二）流程详细说明

（1）分号人员收患者处方，审核过机，系统显示分药窗口。分号员在处方上盖窗口号章，交给患者，由患者交到相应取药窗口。

（2）窗口收方人员从患者手中拿到处方，审核处方、窗口号章，在处方上标记取药号。然后将取药号交到患者手中，告知取药时间，并在处方审核中签字。完成以上一系列工作后，把处方放到指定的盘子中待调剂。

（3）调剂员拿到处方后，进行处方审核，按照《××市中药饮片管理规范》进行自审、码盘、调剂、签字，调剂完毕后推送至复核人员复核。

（4）复核人员对已经调剂好药物，按照处方进行复核，发现问题交调剂人员处理。无误后签字，并由装包人员装包。

（5）装包人员在装包前，审核有无调剂、复核人员签字。若一切正常无误，按照装包岗位要求装包，并签字。

（6）窗口人员把装订好的药品进行处方核对，无误后发药，并交代用药方法、注意事项等。

二、二级库药品管理流程

（一）二级库药品管理流程图

二级库药品管理流程如图 11-3 所示。

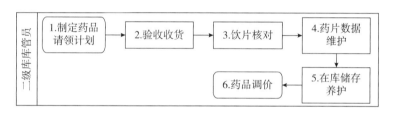

图 11-3　二级库药品管理流程

（二）流程详细说明

（1）库管员每日查看、监测药品消耗情况，根据药品消耗制定第二天的饮片请领计划，并通过 HIS 系统提交库存转移申请。

（2）库管员根据请领计划核对饮片名称、规格、数量、包装是否完好，做好药品记录工作，无误后入库就位。

（3）库房登记人员与饮片电脑录入人员核对，无误后入库。如有数量误差，由一级库补发。

（4）库管员根据请领计划制作药品转移单，并确认接受，对库存药品数量进行更新维护。

（5）库管员根据药品储存条件分类码放，每天进行饮片清查，将近效期药品放在货架前面，做好各种记录。

（6）收到一级库房的饮片调价通知单后，根据通知单清点药品数量，上报数据，计算调价损失。在 HIS 系统中完成相应批次药品的退库，重新入库工作。

门急诊药房关键流程

这部分内容包括药品调剂流程、药品管理养护流程、药品统计流程、处方点评流程、门诊退药流程、麻醉药品取药流程、科研用药取药流程。

一、药品调剂流程

(一) 药品调剂流程图

药品调剂流程如图 11-4 所示。

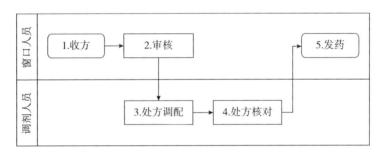

图 11-4　药品调剂流程

(二) 流程详细说明

(1) 窗口人员在服务窗口收取患者处方。

(2) 窗口人员对处方进行审核过机，检查处方合理性。检查和审核内容包括：是否收费；是否收费但未盖章；电子处方与纸质处方内容是否匹配；处方是否合理。

(3) 调剂人员审核处方并根据处方内容调配药品。

(4) 调剂人员根据处方"四查十对"的要求，核对药品品种、数量、规格，有特殊要求的，包装贴标签。

(5) 窗口人员核对药品及处方，无误后呼叫患者姓名，逐一发放药品，并进行用药交代。在此环节可能出现的问题和解决办法：若患者临时改变意愿要求更换品种或数量，则退费更改处方，重新交费取药；若发现调配药品错误，则与调剂人员沟通后给予更换；若患者擅自离开窗口，无法发放药品，则将药品单置或交接班登记；若无法确认患者身份，造成患者误取，则调取监控联系患者拨乱反正。

二、药品管理养护流程

（一）药品管理养护流程图

药品管理养护流程如图 11-5 所示。

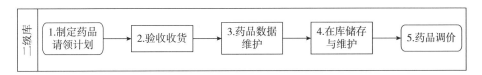

图 11-5　药品管理养护流程

（二）流程详细说明

（1）库管员根据药品消耗情况，制定药品当日请领计划，并在每日 11 时前和 16 时前通过 HIS 系统制作库存转移申请。

（2）根据请领计划，库管员到一级库领取药品，核对药品名称、规格、数量，根据随货票据进行校验，无误后入库就位。对直接供应商送货的要进行质量验收，验收药品合格证明和其他标识。

（3）库管员根据请领计划，制作药品转移单，并进行确认药品数量、品种、厂家，对库存药品数量进行更新维护。

（4）根据药品储存条件分类码放，每月进行效期清查，对近效期及滞销药品进行统计上报。

（5）收到一级库房的调价通知单后，根据通知单清点药品数量，计算调价损失，上报涉及品种数量及损失明细数据。在 HIS 系统中完成相应批次药品的退库，重新入库工作。

三、**药品统计流程**

（一）药品统计流程图

药品统计流程如图 11-6 所示。

（二）流程详细说明

（1）库管员每月根据药库货位，梳理和制作药品盘点表，核对药品名称、规格、厂家、单价，修改盘点表，打印，再重新核对。

（2）按实际药品清点，记录盘点药品的实际品种、数量、金额，并将清点数据与系统数据进行核对。若核对出现数据不符，要进行重新盘点，再调整盘库数据或调库。

（3）在盘点的同时，统计其他各类数据，包括每月领取药品的数量、金

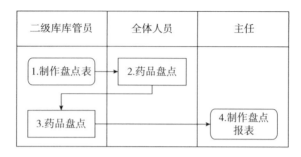

图 11-6　药品统计流程

额；每月销售数量、销售金额；院内用药品种、金额；报残药品品种、数量、金额。盘点的品种、数量、金额。

（4）科主任汇总以上各类数据，制作报表，上报财务处，分析原因，通报科室，或做账务处理。

四、处方点评流程

（一）处方点评流程图

处方点评流程如图 11-7 所示。

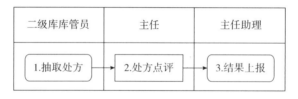

图 11-7　处方点评流程

（二）流程详细说明

（1）每月门诊库管员根据要求，在 HIS 系统随机抽取符合条件的处方4000~5000 张，并按科统计处方数。

（2）按照国家和××市《处方管理办法》《医疗机构药事管理规定》（卫医政发〔2011〕11 号）、《医院处方点评管理规范（试行）》（卫医管发〔2010〕28 号）、《中药处方格式及书写规范》（国中医药医政发〔2010〕57号）等相关规定进行点评。

（3）主任助理将不合格处方，以电子表格和截图的形式入机整理，通过院内 OA 系统上报门诊部，或者上传到医务处邮箱。

五、门诊退药流程

(一) 门诊退药流程图

门诊退药流程如图 11-8 所示。

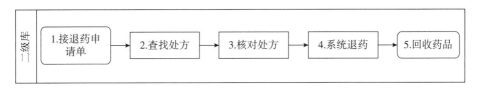

图 11-8 门诊退药流程

(二) 流程详细说明

（1）药房或医师填写退药申请后，患者将退药申请单提交到窗口人员，窗口人员审核申请单和收据信息，包括药品的批号是否与药房相符，处方和收据是否一致。若忘带收据不能退费，收据不符的也无法退费，只能建议找到正确的收据。

（2）二级库人员在 HIS 系统中查找患者处方有两种途径，一是根据患者登记号，查找发药窗口，进而查到处方；二是根据处方日期查找处方。

（3）根据系统中的处方，核对所退药品的名称、数量、规格和批号。若发生药品批号与所发药批号不一致、药品有打开、药品包装上有字迹等情况，不给予退药。

（4）当药品、处方核对一致后，在 HIS 系统中根据处方日期和患者登记号，选取所退药品处方，选择退药，患者去收费处办理退药的费用。

（5）回收患者的药品。退药入库，继续发放。

六、麻醉药品取药流程

(一) 麻醉药品取药流程图

麻醉药品取药流程如图 11-9 所示。

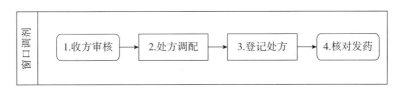

图 11-9 麻醉药品取药流程

（二）流程详细说明

（1）调剂员收到患者处方，审核过机，并查好患者上次用药的时间数量，核对无误后在处方上盖审核章。处方审核的主要内容包括：医生处方是否存在缺项漏项；患者上次的药品是否使用到用完时间。若审核发现问题，即刻跟患者和医师沟通，建议更改处方。

（2）调剂员根据处方内容调配毒、麻药品。

（3）按照毒麻药登记本要求，项目逐一登记相关内容。登记时，若发现病历号与上次不符，则联系医师进行更改；若发现有漏项情况，如漏掉代办人身份证号等，则联系医师进行完善补充。

（4）根据处方"四查十对"（四查，即查处方、查药品、查配伍禁忌、查用药合理性。十对，即对科别、对姓名、对年龄、对药名、对剂型、对规格、对数量、对药品性状、对用法用量、对临床诊断）的要求，核对药品品种、数量、规格，逐一发放，并进行用药交代。

七、科研用药取药流程

（一）科研用药取药流程图

科研用药取药流程如图 11-10 所示。

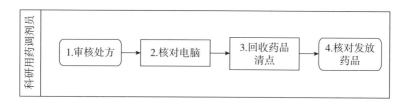

图 11-10　科研用药取药流程

（二）流程详细说明

（1）研究者开具处方，受试者提交纸质处方，调剂员收到提交的处方后，进行处方审核。主要内容包括：查看医师是否有手写签字，审核该科研项目的处方资格，审核药品的名称、规格、数量、用法用量是否符合实验方案。若出现漏签字、处方与方案不符、超窗等问题时，联系研究者解决。

（2）调剂员核对处方与信息是否超窗，处方内容与研究者在系统上下发的是否一致。

（3）每个疗程结束时，都会发生受试者退药情况。研究者下达退药申请时，受试者退药，调剂员逐一清点患者剩余的药品数量，并与电脑核对是否一致。

（4）处方审核无误、患者退药无误后，再由调剂员和患者在处方上双签字，要求写全名，然后向患者发药，并交代用法用量及注意事项。

病房药房关键流程

这部分包括三个方面的内容，即药品调剂配送流程，特殊管理药品、急救药品的供应管理流程，医院处方点评流程。

一、药品调剂配送流程

（一）药品调剂配送流程图

药品调剂配送流程如图 11-11 所示。

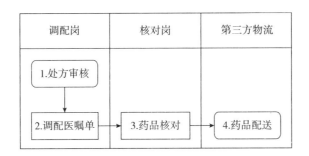

图 11-11　药品调剂配送流程

（二）流程详细说明

（1）调配药师对处方进行审核：从 HIS 调取医嘱，进行审核，审核内容包括用药的适宜性、剂量、频次，有无配伍禁忌，有无禁忌症用药等；确认后打印取药单或者摆药单；如果科室之前有退药或者借药，在调剂中进行抵扣；审核中若发现不合格，联系医师进行修改或拒发药。

（2）根据取药单调剂药品，根据摆药单摆药。

（3）药品调剂完成后，核对药品是否调剂准确，无误后装药车，交第三方物流服务送病区。

（4）第三方物流服务将药品送到相应病区，进行核对签字，收回所退药品。如有药品短缺，回来进行核对更正。

二、特殊管理药品、急救药品的供应管理流程

（一）特殊管理药品、急救药品的供应管理流程图

特殊管理药品、急救药品的供应管理流程如图 11-12 所示。

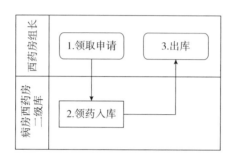

图 11-12　特殊管理药品、急救药品的供应管理流程

（二）流程详细说明

（1）由病房西药房组长根据麻醉药的使用消耗情况确定领药时间，经核算处方和麻醉药数量，填写药房麻醉药统计表，数好处方，填写领药本，将统计好的处方及空安瓶送交药库。

（2）入库分为麻醉药和精二药品两种情况：经药库核对，领取麻醉药，入病房西药房二级库麻醉药保险柜，入病房西药房二级库麻醉药账本。入电脑账。由病房西药房组长根据精二药品的使用情况，填写领药本，药库核对，领取精二药品，入病房西药房二级库精二药品储存柜。入病房西药房二级库精二药品账本。入电脑账。

（3）出库分为麻醉药和精二药品两种情况：其一，每日根据调剂室人员填写的药房麻醉药统计表，核对处方和金额是否填写准确。从病房二级库毒麻药柜中按填写数量补充麻醉药到调剂室，同时消麻醉药账本数量及电脑数量。并核对剩余数量是否准确。处方分类保存。其二，由调剂室精二药品的管理人填写精二药品的领药本，由病房西药房组长根据领药本按数量补充给调剂室。同时两人核对。组长负责消二级库精二药品账本及电脑数量。

三、医院处方点评流程

（一）医院处方点评流程图

医院处方点评流程如图 11-13 所示。

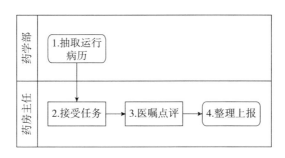

图 11-13　医院处方点评流程

（二）流程详细说明

（1）药学部主任或组长，根据"重点监控药物"和"覆盖所有科室"两个原则，在 HIS 系统中随机抽取运行病历，截图上报并留存。

（2）每月 10 日前，医务处在内网以电子邮件，电子表格的形式下发处方点评任务，药房主任接受任务。

（3）药房主任按"住院期间用药医嘱全部审核"的原则，逐条审核医嘱，查阅病程记录，用药不合理之处的记录以截图留存，并以注解方式点评。

（4）药房主任将点评数据录入电子表格，将截图打包上传，每月月底提交到医务处 OA 邮箱。

中心制剂室关键流程

这部分包括中药制剂配置流程和制剂结算流程两个方面的内容。

一、中药制剂配置流程

（一）中药制剂配置流程图
中药制剂配置流程如图 11-14 所示。

（二）流程详细说明

（1）中试基地依据月销量及库存量，制定生产计划，即领药单，并将生产计划发送至制剂办公室。

（2）制剂办公室主任收到生产计划后，审核品名、处方量、配制数量。送交领药单到相关药库及财务处。

（3）医院饮片库、医院药库分别根据领药单进行备料。其中包括两种类

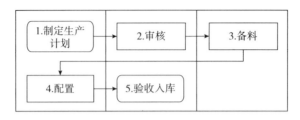

图 11-14　中药制剂配置流程

型：细料药和群药的备料，由医院饮片库进行用料划价后，将药品需求用传真方式发送到饮片库，饮片库根据需求备料，然后快递发送到中试基地；毒药的备料，医院药库完成备料后，通知中试基地到医院领药。

（4）中试基地根据制剂规程进行制剂配置。

（5）制剂配置完成后，中试基地药检室检查其合格与否，若合格还要再经质量管理组织审核批准，最后中心制剂室才能验收入库。

二、制剂结算流程

（一）制剂结算流程图

制剂结算流程如图 11-15 所示。

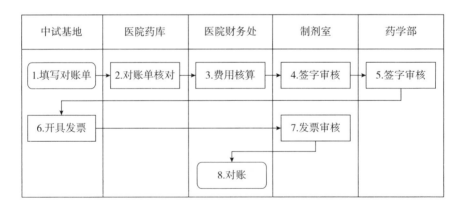

图 11-15　制剂结算流程

（二）流程详细说明

（1）中试基地每月 21~25 日填写《制剂成品对账单》，包括品名、规格、数量、单价、金额，制剂成品对账单必须由中试基地相关人员签字，然后将对账单提交给医院库房。

（2）医院药库收到《制剂成品对账单》后，核对数量，签字后将对账单提交医院财务处。

（3）医院财务处根据对账单核算出应支付中试基地的制剂费用，形成制剂药品付费清单，并提交制剂办和药学部。

（4）制剂办在付费清单上签字，制剂办主任进行审核。

（5）药学部在付费清单上签字，然后药学部主任做最终审核。

（6）制剂办公室将费用清单提交中试基地财务，中试基地财务开具费用发票，并将发票提交制剂办。

（7）医院制剂会计核对发票金额，并分别请制剂办主任、药学部主任、院领导审核签字。签字完成后，将发票提交医院财务处。

（8）医院财务处根据发票，完成中试基地的转账。

药品（西药和中成药）采购信息变更流程

一、药品（西药和中成药）采购信息变更流程图

药品（西药和中成药）采购信息变更流程如图 11-16 所示。

二、流程详细说明

（1）有时候药品采购供应目录中会出现药品短期或者长期无货的情况，这时药品采购员向采购办提交《临时变更药品厂家、商业申请单》。若短期无货，根据实际药批备货情况向药品采购办提出申请。若长期无货，按季度将长期超医院药品采购供应目录采购的药品汇总，将《药品变更采购信息汇总表》上报药品采购办。

（2）采购办对采购员提交的申请进行审核。

（3）采购办主任对变更内容进行审核。

（4）审核通过后，若是短期变更，采购办主任对采购目录做临时变更。

（5）若是短期变更，待原药品有货后，采购目录换回原来的版本。

（6）对于短期变更，每月药品采购员汇总当月临时变更采购情况，报送药品采购办主任审核后，上报药学部、药学主管院长审签备案。

（7）若是长期变更，经药品采购办主任审核同意后，由药品采购办上报药学部主任审核。经药学部主任审批同意后，药品采购办将申请继续提交至

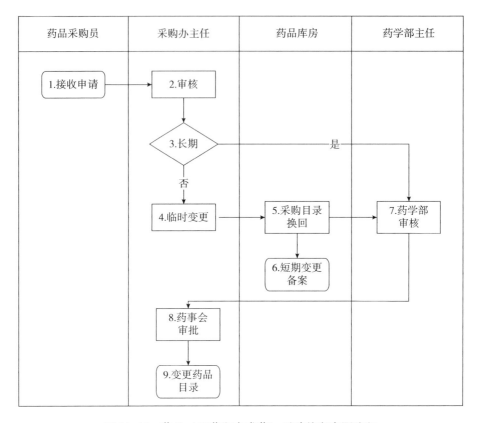

图 11-16 药品（西药和中成药）采购信息变更流程

药事会讨论，经药事管理与药物治疗学委员会参会专家审批同意。若是长期变更，药事会审批同意后，采购办主任对采购目录做永久变更，更改药品采购供应目录中的相关信息。

药品库房关键流程

这部分内容包括药品采购供应流程、毒麻药品管理流程、科研药品出入库流程、药品调价流程。

一、药品采购供应流程

（一）药品采购供应流程图

药品采购供应流程如图 11-17 所示。

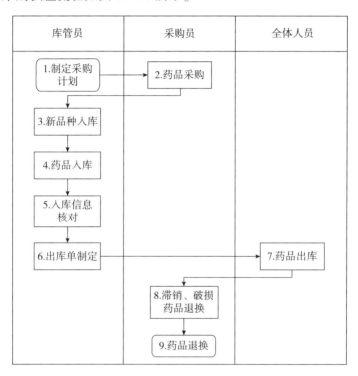

图 11-17　药品采购供应流程

（二）流程详细说明

（1）制定药品采购计划。库管员根据各领药科室要货计划及库房库存量制定采购单，并将采购单提交给采购员。制定采购计划时间：西药每周门诊、病房各两次，急诊一次，各社区药房一次。中药门诊每天一次，病房、急诊、各社区每周一次。每天门诊、病房中西药都有临时计划，次数不定。

（2）采购员执行药品采购。采购员对库管员提交的采购单进行审核，对过量采购有权拒绝。审核通过后，根据库管员制定的采购单，完成网上（或电话）的采购。药品采购时间：中药一般在每天下午采购，西药在药房提交大计划后，时间不定。另外，每天都有临时请购的药品，随时采购。

（3）新品种入库。药品到货后，库管员验收新品种，新品种除了要验收主要药品信息、商业信息，还要有首营资质审核，审核合格后入库。并完成药品 HIS 系统的维护，将新品种药录入到信息系统中，然后进行医保对照，将 HIS 系统维护后，与医保外挂关联，这样才能确保患者及时享受医保，不会出现医保拒付的情形。

（4）药品到货后，库管员核对药品信息，包括核对药品名称、数量、规格、厂家、批号、效期、药准字、检验报告、包装情况、票据信息、商业是否准确等信息，同时确保入库药品和商业票据信息对应无误，确认无误后进行 HIS 系统入库。

（5）完成信息系统入库后，库管员将入库信息再次与商业票据进行核对。一般由一名库管员进行系统录入，另一名库管员对录入信息进行审核，发现问题立即修改，无问题审核确认，打印入库单。

（6）各二级库房或业务科室通过信息和纸质提供两个通道同时提交请领单，库管员根据请领单制作出库单，双人核对后打印。

（7）全体人员根据核对后的请领单制作出库单，按照出库单出库。出库后进行审核，包括药品名称、数量、规格、厂家，审核无误后放到出库区。

（8）采购员根据门诊、病房、急诊、社区等科室提供的效期表，联系商业退货。详细程序如下：每月二级库报滞销、近效期表，采购联系商业退换事宜，商业同意后拿退货单来库房核对药品批号、效期等信息，核对完毕后，由商业物流取走药品，库管登记。商业退票拿来后，做信息系统处理。破损药品，科室直接拿回库房，库管接收登记，采购联系商业，物流拿走登记，退票返回，系统处理。联系商业主要是看是否能退，可以按批次退货；或者进行促销，将滞销药品售出。破损药品可退回，也可由商业买走。

二、毒麻药品管理流程

（一）毒麻药品管理流程图
毒麻药品管理流程如图 11-18 所示。

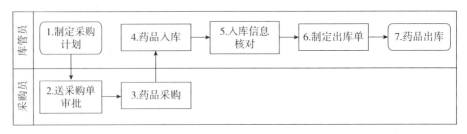

图 11-18　毒麻药品管理流程

（二）流程详细说明

（1）库管员根据各领药科室提交的系统和纸质版要货计划，以及库房库存量，制定采购单。并将采购单提交给采购员。麻醉药品采取基数管理，各药房基数不够随时领用。

（2）采购员根据库管员制定的采购单，填写印鉴卡和申购单，印鉴卡提交药剂科主任签字盖章，申购单提交院办盖章。

（3）完成审核、盖章后，采购员通过网上或电话在指定商业采购。

（4）药品到货后，库管员双人核对药品信息，确认无误后进行 HIS 系统入库。毒麻药品的验收，要验收到最小包装，并书写验收记录，双人在场。

（5）库管员对入库信息进行核对，一名库管员进行系统录入，另一名库管员对录入信息进行审核，发现问题立即修改，无问题审核确认，打印入库单。

（6）各科室提交请领单，各药房请领时要带与请领数相同的处方和空安剂，库管员审核处方数量与请领数是否相同，处方内容是否完整，安剂数是否无误，空安剂要进行登记。审核无误后，库管员根据请领单制作出库单，双人核对后打印。

（7）库管员根据出库单出库，一人按出库单出库，一人审核，并填写出库登记（包括名称、数量、规格、批号等）、签字，领药人核对后也要签字。

三、科研药品出入库流程

（一）科研药品出入库流程图

科研药品出入库流程如图 11-19 所示。

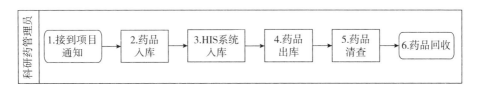

图 11-19 科研药品出入库流程

（二）流程详细说明

（1）药品库房接到科研处项目通知，项目启动通知包括项目名称、药品、启动时间、研究科室、主要研究者等。

（2）接到项目通知后，申办者送货，进行药品验收入库。

（3）库管验收后，完成药品 HIS 系统的信息系统录入，包括录入药品名称、适应证、规格、数量、编号、有效期、内容准确性。科研处审核。

（4）科研处审核后，向药库下达启动通知，药库通知科研药房领药，科研领药要按药物编号领取，HIS 系统出库。

（5）每月对药品效期、数量进行清查，并记录。

（6）一般来说，近效期药品、患者用剩下的药品、试验完成没有用完的药品都会退药。科研药房退回药库，药库返还申办者。药库返还申办者的手续与普药相同。

四、药品调价流程

（一）药品调价流程图

药品调价流程如图 11-20 所示。

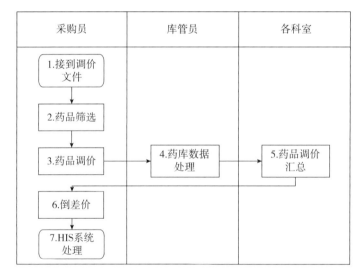

图 11-20　药品调价流程

（二）流程详细说明

（1）采购员接到政府或商业提供的药品调价文件，将文件上报药采办，药采办审核批准。

（2）完成调价审批后，进行药品筛选。采购和库管根据调价文件筛选医院药品，筛选要双人复核，以免有遗漏或错误。筛选完成后，采购制定调价目录，并通知各领药科室点数。点数是指将调价单发到各药房，各药房要按指定时间将调价单上涉及药品点数，后上报药库。药库也要对库存药品点数，后汇总各药品数量总数，报采购找商业倒差价。

（3）药品筛选完成后，进行调价。根据调价目录在调价发生前一天在系统中做调价单，调价单会在调价执行日调价。调价品种少时，调价由采购完成，大批量调价如政府调价等，由药库全体人员共同执行。各药房药品点数后，调价单送财务一份，物价员要审核签字。降价找商业倒差价，提价品种待该批次药品出库时提价。

（4）调价执行后，药品出库之前，库房药品所有相关的品种数据都要在HIS 系统处理，将 HIS 内库存药品按照旧进价退商业，新进价入药库。然后再给各个领药部门。

（5）调价执行当天，各领药科室以报表形式上报调价药品的库存量，药库进行汇总。

（6）将各个领药部门清点的数量汇总，联系商业，将所有药品按照调价前价格退商业，调价后价格重新购入。

（7）根据各商业公司倒差价回票进行 HIS 系统处理，全部商业回票后统一完成，商业回票时间不定。

第四部分　行政后勤职能与关键流程

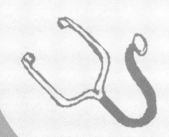

医院行政后勤部门在医院的发展与管理中绝不是"跑龙套"的角色，事实上，医师、技师等一线临床人员的背后少不了行政后勤部门的支持。每个医院的行政后勤部门的设置以及工作内容、管理职能等都不一样，名称也各有不同。就公立医院来说，常设的行政后勤部门大致有党办、团委、工会、纪检监察办、离退办、宣传中心、院办、运营管理处、人力资源处、科研处、教育处、医保办、医学工程部、审计处、基建处、保卫处等，第四部分将要介绍这些行政后勤部门的职能与关键流程。

第 12 章

党办职能与关键流程

党办职能介绍

一、党务工作职能

（1）在院党委的领导下，做好医院的党务工作。

（2）起草党委的工作计划、总结、请示报告、通知及会议纪要等文件。

（3）负责安排党委会及会议议题、会议记录和其他党务会议的筹备等工作。

（4）负责党内文件的批转、承办、督办、管理工作，以及党委印章的管理和使用。

（5）负责全院重要信息的收集及综合分析，并向党委、上级党委及时报送信息。

（6）负责党委与上级或同级党委的工作联系。

（7）加强基层党支部的建设、督促检查各党支部落实党员教育、组织发展的措施。

（8）维护党的章程和党内法规，对党员进行遵纪守法、党风党纪、反腐败和清正廉洁的教育。

（9）负责党费的交纳、管理和使用，定期公布党费收支情况，保证党费的使用公开透明。

二、纪委监察工作职能

（1）查处党组织和党员违反党纪的案件。

（2）协助上级纪委查处有关案件。

（3）受理对党员违反党纪的检举、控告，受理党员对党纪处分不服的申诉，支持党员和群众坚决同违法犯罪行为和党内不正之风作斗争。

（4）受理对监察对象违反行政纪律行为的检举、控告，调查处理监察对象违反行政纪律的行为。

（5）提出监察建议，做出监察决定，受理监察对象不服行政处分决定的申诉。

（6）开展专项监察，对基建工程、大宗物资设备、医疗器械、药品采购的招投标以及人、财、物管理等群众关心的热点、难点问题进行专项监察工作。

三、组织及宣传工作职能

（1）组织实施中央及上级党委下达的重大政治活动和学习。

（2）开展形式多样的教育活动，搞好职工思想政治教育。

（3）做好对内宣传工作。

（4）加强制度建设，确保党风廉政建设责任制的落实。

（5）开展纠正行业不正之风的教育活动，加强党员与群众的职业道德教育。

四、其他工作职能

（1）负责医院离退休人员的管理工作。

（2）负责出国、出境人员及各类外调材料的政审工作。

（3）做好统战、保密、综合治理、团委、工会工作。

（4）负责医院中层干部的培养、考察、选拔、任用、考核、评议和监督工作。

优秀人才培养资助工作流程

一、优秀人才培养资助流程图

优秀人才培养资助流程如图 12-1 所示。

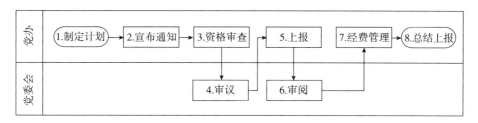

图 12-1　优秀人才培养资助工作流程

二、流程详细说明

（1）党办牵头制定医院人才培养规划并监督落实。按照医院总体发展规划，结合医院实际，制定人才培养规划并组织落实。协作部门包括人力资源部、科研处、教育处、医务处等。

（2）党办向全院宣布市委组织部年度优秀人才培养资助工作通知。

（3）党办按照人才培养规划要求对上报的人员项目进行审查，组织专家进行评议，并将评议结果上报医院党委会。

（4）党委会审议后，做出上报决定。

（5）党办将党委会审议结果上报上级部门。

（6）上级部门审定资助项目后，进行资助经费管理，党办主任审查经费的使用是否符合项目要求并签署意见，上报党委书记审阅。

（7）党委书记审阅批准后，受资助人方可使用经费，经费使用的凭证由党办负责归档。

（8）党办负责对全年优秀人才培养资助工作进行总结并上报市医管局组织人事处。

中层干部选拔与任用工作流程

一、中层干部选拔与任用工作流程图

中层干部选拔与任用工作流程如图 12-2 所示。

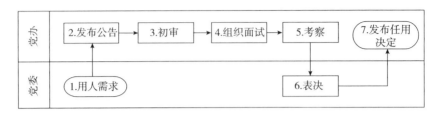

图 12-2　中层干部选拔与任用工作流程

二、流程详细说明

（1）党委会根据工作需要决定采取公开竞聘、直接提拔等方式任用干部。

（2）党办根据《中层干部的选拔任用管理办法》的规定，发布竞聘公告。

（3）党办对投递简历的人员进行初步审核。

（4）党办组织面试。

（5）面试结束后，党办负责对应聘者进行考察，并撰写考察报告上交党委会。

（6）党委会根据考察报告决定是否录用，并通知党办。

（7）党办根据相关规定发布任用决定。

精神文明建设工作流程

一、精神文明建设工作流程图

精神文明建设工作流程如图 12-3 所示。

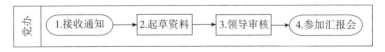

图 12-3　精神文明建设工作流程

二、流程详细说明

（1）每年年底，党办接到上级部门通知并按照要求上报相关内容。

（2）根据全年精神文明建设情况，党办主任起草精神文明单位汇报材料。

（3）党办主任将汇报资料交主管领导审阅。

（4）审阅通过后，党办主任按照要求参加汇报会，汇报会由有关领导和专家根据单位精神文明建设总体情况进行打分评议，得出单位是否获得精神文明单位称号的决定。

党建绩效考核工作流程

一、党建绩效考核工作流程图

党建绩效考核工作流程如图 12-4 所示。

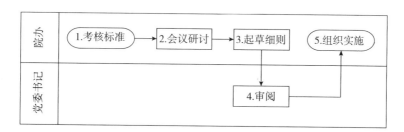

图 12-4　党建绩效考核工作流程

二、流程详细说明

（1）党建工作纳入量化考核，并占相当分值，该项工作由党办、纪检办、宣传中心、工会、团委、离退办共同完成。

（2）党办牵头组织召开党务部门和支部书记研讨会，充分听取意见建议。

（3）根据研讨会最终讨论结果，党办主任起草《党建绩效考核工作实施细则》。

（4）党办主任将《党建绩效考核工作实施细则》上报院党委书记审阅。

（5）领导审阅批准后，党办组织开展具体实施工作。

医院维稳工作流程

一、医院维稳工作流程图

医院维稳工作流程如图 12-5 所示。

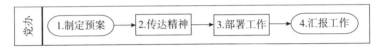

图 12-5 医院维稳工作流程

二、流程详细说明

（1）党办负责牵头医院维稳工作并制定应急预案。

（2）党办主任向党委书记汇报上级维稳会议精神，并组织召开相关部门工作会议，传达上级部门指示精神。

（3）党办主任向保卫部门和各支部部署维稳工作。

（4）党办主任上报数据报表，走访街道管理部门了解有关人员情况，向医院党委和上级部门汇报。

党委会决议记录、下发、督办流程

一、党委会决议记录、下发、督办流程图

党委会决议记录、下发、督办流程如图 12-6 所示。

二、流程详细说明

（1）每周一上午召开党政联席会，党办主任记录。

（2）根据院领导讨论的议题，党办主任撰写有关"三重一大"事项和党

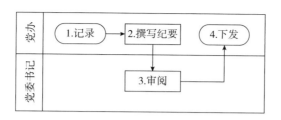

图 12-6　党委会决议记录、下发、督办流程

建工作等内容的会议纪要。

（3）会议纪要起草后分别送有关主管院领导审阅，在确认无误后，报送党委书记审阅，经确认后最终形成党委会纪要。

（4）会议纪要要分别送达院领导和相关职能处室，由其按照纪要内容落实。

医院党委年度工作计划及工作总结撰写流程

一、医院党委年度工作计划及工作总结撰写流程图

医院党委年度工作计划及工作总结撰写流程如图 12-7 所示。

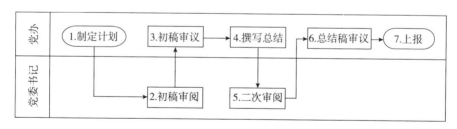

图 12-7　医院党委年度工作计划及工作总结撰写流程

二、流程详细说明

（1）党办主任在每年年初，依照中央、××市委、市医管局党委工作重点，结合本院工作实际起草年度党委工作计划初稿。

（2）党办主任将工作计划初稿上交党委书记审阅，经党委书记批阅后进

行修改。

  （3）党办主任将修改后的计划初稿上报党委会，审议通过。

  （4）党办主任结合本院年度实际工作情况，撰写党委工作年度总结初稿。

  （5）党办主任将年度总结初稿上交党委书记进行二次审阅、修改。

  （6）党办主任将年度总结初稿上报党委会，由党委会审议通过。

  （7）工作总结由党办上报医管局党委。

第13章

团委职能与关键流程

团委职能介绍

一、工作职责

（1）在院党委的领导下，负责全院团员青年的思想政治工作和团委的日常工作。

（2）组织团员青年认真学习马列主义、毛泽东思想、邓小平理论、"三个代表"重要思想、科学发展观，以及新时期中国特色社会主义思想，不断提高团员青年的思想素质、政治觉悟和理论水平，为团员青年的成长成才和医院的改革发展提供有效的服务。

（3）按照《中国共产主义青年团章程》的要求，加强团委、基层团组织的建设，指导基层团组织开展工作，抓好团干部队伍建设。

（4）围绕医院中心工作制定团组织的工作计划，并定期督察、落实、总结汇报。

（5）创建学习型团组织，关心团员、青年的成长成才，负责向党组织推荐优秀团员作为考察对象及发展对象。

（6）代表和维护团员青年的合法权益，及时了解和反映团员青年的思想状况和要求，关心他们的工作、学习和生活。

（7）积极开展形式多样、富有教益、健康向上的文体活动，丰富医院文化氛围和团员青年的业余生活。

（8）完成团组织交办的其他工作。

二、管理职能

（1）明确医院党委的中心工作任务，并紧紧围绕中心任务去开展有效的工作。

（2）团干部政治上要坚定，业务上要精湛，工作上要热情。

（3）在青年职工走上工作岗位之初就要帮助他们认清新时期医务工作者的责任、对医院的作用和对社会的影响，自觉接受医院文化的熏陶，树立正确的从医价值观。

（4）创造一个良好的工作环境，建立目标管理和考核制度。

（5）对有特殊困难的患者和孤寡老人、"空巢老人"，敬老院提供上门服务；落实各项便民措施，方便患者及时、便捷就医；积极参与社会公益事业，努力构建和谐的医患关系。

团员教育活动流程

一、团员教育活动流程图

团员教育活动流程如图 13-1 所示。

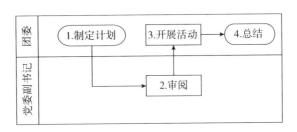

图 13-1　团员教育活动流程

二、流程详细说明

（1）根据年度党委学习计划和上级团委工作学习计划，在年初由团委书记制定本院团员教育计划，学习上级传达的文件、会议精神，团干部团务知识学习，团员素质教育等。

（2）团委副书记将初稿上交党委副书记审阅，经党委副书记批阅后进行修改。

（3）根据制定的团员教育计划，结合实际工作情况，组织团员集中学习，团支部、团小组分散学习，可采取听报告、OA 发送学习资料、QQ 群、微信群转发学习资料等形式进行学习。

（4）对于学习结果进行总结记录，并存档。

开展文化、体育活动流程

一、开展文化、体育活动流程图

开展文化、体育活动流程如图 13-2 所示。

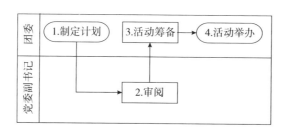

图 13-2　开展文化、体育活动流程

二、流程详细说明

（1）根据年初团委工作计划及重要事件节点（如五四青年节、国庆节等），由团委制定相关文化、体育活动计划以及联合工会等职能部门共同完成。

（2）团委副书记将活动计划上交党委副书记审阅，经党委副书记批阅后进行修改。

（3）根据活动计划及方案，由团委组织相关部门及人员召开活动筹备会，进行活动的布置及人员的分工。

（4）由团委选择合适时间及场所，举办相关活动。活动中要注意声像资料的采集，活动结束后，及时撰写活动信息，给宣传中心等相关部门投稿。

团干部培训工作流程

一、团干部培训工作流程图

团干部培训工作流程如图 13-3 所示。

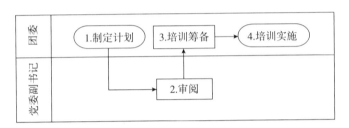

图 13-3　团干部培训工作流程

二、流程详细说明

（1）根据年初团委工作计划，制定本年度团干部培训计划。

（2）团委副书记将培训计划上交党委副书记审阅，经党委副书记批阅后进行修改。

（3）根据团干部培训计划，联系培训老师、培训场地，如遇外出拓展培训，需实地踩点，各支部上报参训团干部名单，安排培训日程、车辆等。

（4）根据事先的计划和筹备，组织团干部培训，培训中注意声像资料的收集，活动结束后及时撰写活动信息，并报给宣传中心等相关部门。

团支部开展主题团日活动工作流程

一、团支部开展主题团日活动工作流程图

团支部开展主题团日活动工作流程如图 13-4 所示。

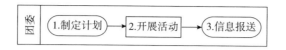

图 13-4 团支部开展主题团日活动工作流程

二、流程详细说明

（1）每年年初，团委召集各团支部书记召开例会，例会布置年度团委工作，要求并引导各支部根据本年度团委工作计划及各支部特点，制定主题团日活动计划。

（2）各支部根据主题团日活动计划，分别开展团日活动。

（3）各支部在活动开展时，注意声像及文字信息的采集，并上报团委。

第14章

工会职能与关键流程

工会职能介绍

一、工作职责

(1) 负责组织召开院工会委员会、分会主席会，对工会分会负责。

(2) 组织召开经费审查委员会会议，定期审查工会财务及会费管理情况。

(3) 负责组织、指导工会所属各个协会开展活动，对其经费进行管理。

(4) 负责发展会员、接转会员组织关系，建立会员档案。

(5) 负责职工俱乐部的管理使用和图书借阅工作。

(6) 负责组织职工开展各项文体活动。

(7) 负责文书档案的归档工作。

(8) 负责职工福利工作。

(9) 负责会费收缴及日常管理工作。

(10) 完成医院领导和卫生部直属机关工会交办的其他工作。

(11) 负责女职工工作，维护女职工的合法权益。

(12) 负责接受和处理职工的申诉和建议。

(13) 负责制定工会年度工作计划、季度工作安排并组织实施。

(14) 负责对工会分会主席、委员、工会小组长进行培训。

(15) 负责组织召开工会会员代表大会及进行换届改选工作。

(16) 负责工会、妇工委年终工作总结及评优表彰工作。

(17) 负责处理职工代表大会提案收集、决议落实工作。

(18) 负责组织召开职工代表大会或职工代表专题研讨会及进行换届改选工作。

（19）负责制定工会、福利、妇工委工作相关规定和管理办法，并组织实施与检查。

（20）负责对职工开展爱国主义、集体主义、爱岗敬业、公民道德教育及相关法律法规教育。

二、管理职能

（1）认真执行《中华人民共和国工会法》和全国有关工人运动的方针、政策和上级工会的决定。

（2）根据上级工会要求和本院职工的意愿，努力工作，全面完成工会任务。工作中走群众路线，办事公道、廉洁奉公，接受职代会和职工群众的监督。

（3）处理好与医院党、政的关系。自觉接受党的领导，支持医院领导行使职权。

（4）遵循医院全局利益和职工具体利益一致的原则，开展工会工作和处理有关问题。

（5）参加或列席医院党政召开的重要会议，参与医院重大问题的决策，反映职工的意愿。

组织工会/职代会工作会议流程

一、组织工会/职代会工作会议流程图

组织工会/职代会工作会议流程如图 14-1 所示。

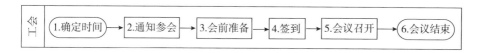

图 14-1　组织工会/职代会工作会议流程

二、流程详细说明

（1）工会确定会议召开时间。

（2）工会在会前 1~2 天（职代会提前 1 周通知）通知参会人员（短信或

电话）。

（3）工会向院办定好会议室，准备会议资料。

（4）工会负责会议签到。

（5）工会按照会议议程主持开会，布置工作，发放相关资料，问题反馈。

（6）会议结束。

职工提案征集与反馈流程

一、职工提案征集与反馈流程图

职工提案征集与反馈流程如图 14-2 所示。

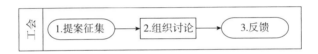

图 14-2　职工提案征集与反馈流程

二、流程详细说明

（1）工会在职代会召开前，布置职工代表完成提案并于职代会召开前交工会。

（2）工会负责在职代会前将提案做好分类于职代会上分组讨论，由责任处室负责整改。

（3）工会负责将整改情况反馈提案人。

组织职工开展文体活动流程

一、组织职工开展文体活动流程图

组织职工开展文体活动流程如图 14-3 所示。

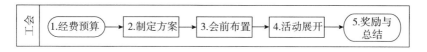

图 14-3　组织职工开展文体活动流程

二、流程详细说明

（1）年底工会组织召开工委会会议，制定次年开展活动计划及经费预算。
（2）由工会或兴趣小组在每项活动开始前制定活动方案。
（3）工会在活动开始前召开相关人员会议，布置具体实施落实。
（4）工会组织、协调活动计划展开。
（5）由工会做好活动奖励及总结。

各类慰问、送温暖活动流程

一、各类慰问、送温暖活动流程图

各类慰问、送温暖活动流程如图 14-4 所示。

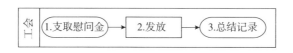

图 14-4　各类慰问、送温暖活动流程

二、流程详细说明

（1）按照工会主席指示，到财务处支取慰问金。
（2）工会按照劳模名单（全国、××市劳动模范）或按照因公感染某种疾病而留下后遗症的职工名单发放慰问金。
（3）做好活动总结记录。

第15章

纪检监察办职能与关键流程

纪检监察办职能介绍

一、管理职能

（1）维护党章、党纪和其他党内法规，检查党的路线、方针、政策以及医院党委决议的贯彻落实情况。

（2）依据《中华人民共和国行政监察法》规定，对医院各项管理的主要责任部门履职情况进行督查，对违规违纪行为进行调查，做出监察决定或者提出监察建议，并上报结果或审批。

（3）研究提出协助医院党委落实党风廉政建设主体责任、履行纪委监督责任和组织协调医院反腐败工作的具体建议和措施；按照医院党风廉政建设规划和党风廉政建设责任制的要求，对医院各级党组织、党员干部的贯彻落实情况进行监督检查；参与医院有关党风廉政建设和反腐败工作情况的各项检查、评估与考核。

（4）受理医院纪检监察范围内的检举和控告；对违反党纪政纪情况和案件进行调查，提出处理意见，并将处理结果向医院党委和上级纪检监察组织报告；受理医院党员和党政干部对党纪政纪处分不服的申诉；保障党员的权利；做好纪检监察信访工作。

（5）完成领导和上级交办的有关纪检监察工作任务。

二、监督职能

（1）采取多种渠道和形式，对各级党组织和党员干部进行党纪政纪教育和拒腐防变教育，增强党员干部队伍的纪律意识、规矩意识和廉洁自律意识。

（2）对医院各级党组织和党员干部执行党纪政纪情况、落实中央八项规定精神情况、党员干部特别是领导干部行使权力情况进行检查监督。

（3）对医院干部选拔任用进行全过程监督；对人员招聘引进、职称评审、评先评优等工作进行监督；会同有关部门对医院决策、院务公开、党务公开等制度落实情况进行检查监督；对招标采购、项目评审等具体业务进行结果监督。

调查处理上级转办信件流程

一、调查处理上级转办信件流程图

调查处理上级转办信件流程如图 15-1 所示。

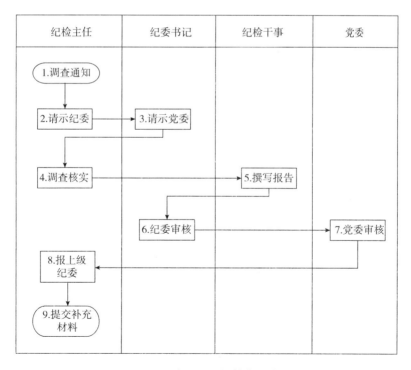

图 15-1　调查处理上级转办信件流程

二、流程详细说明

（1）纪检接上级纪检部门协助调查函，纪检主任初步了解需调查核实的内容。

（2）向纪委书记报告调查函的情况，并提出建议。

（3）由纪委书记向党委书记汇报，并根据指示由纪检监察办公室牵头进行调查核实工作。

（4）纪检主任协调相关科（处）室负责人，开展调查核实工作。

（5）纪检干事根据调查核实材料，汇总并形成书面核实报告，报纪检主任修改审核。

（6）报告由纪检主任报纪委书记修改审核。

（7）纪委书记审核修改完成后，报告由纪委书记报党委书记修改审核。

（8）纪检主任以纪委名义将调查核实报告报上级纪委。

（9）上级纪委认为材料不充分的，纪检主任向上级纪委提供补充的调查核实材料，该事项结束。

调查处理本单位信访件流程

一、调查处理本单位信访件流程图

调查处理本单位信访件流程如图 15-2 所示。

二、流程详细说明

（1）纪检监察办接到院领导交办信件或直接寄纪检的信访件，纪检主任初步了解需调查核实的内容。

（2）纪检主任向纪委书记报告调查函的情况，并提出建议，根据纪委书记指示开展调查核实工作。

（3）根据信访件反映问题的情况，纪委书记必要时向党委书记汇报，并根据指示由纪检监察办公室牵头调查核实。

（4）纪检主任协调相关科（处）室负责人，开展调查核实工作。

（5）纪检干事根据调查核实材料，汇总并形成书面核实回复信，报纪检

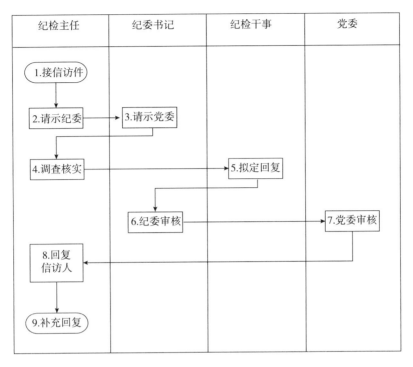

图 15-2 调查处理本单位信访件流程

主任修改审核。

（6）回复信由纪检主任报纪委书记修改审核。

（7）回复信由纪委书记报党委书记修改审核。

（8）以纪委名义将调查核实回复信答复信访人。

（9）信访人针对答复不满意，可向信访人提供补充调查核实材料。

组织重点岗位人员参观警示教育基地流程

一、组织重点岗位人员参观警示教育基地流程图

组织重点岗位人员参观警示教育基地流程如图 15-3 所示。

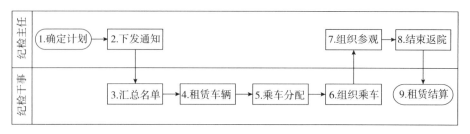

图 15-3　组织重点岗位人员参观警示教育基地流程

二、流程详细说明

（1）纪检主任根据年度计划安排，联系教育基地参观事宜，向主管领导汇报，确定参观时间。

（2）纪检主任提前1周，利用院周会或短信，通知各党支部报名，明确参观时间和报名的时间节点。

（3）纪检干事根据各支部报来的名单，统计参观的人数。

（4）纪检干事根据参观人数向租赁公司定车辆，并向财务借支票。

（5）纪检干事根据车辆乘员限额数，按支部参观名单进行分配，指定一名车长负责组织联络。

（6）纪检干事组织各车车长负责人员登车，清点实到人数，强调登车安全。

（7）纪检主任根据人数，联系讲解员，有序参观，明确返回集合时间。

（8）纪检主任组织各车车长负责清点人数，乘车返回医院。

（9）纪检干事与司机结算，用支票换回发票，核对金额和单位名称。

第 16 章

离退办职能与关键流程

离退办职能介绍

一、工作职责

（1）负责离退休职工的困难补助事宜。

（2）负责离退休职工的慰问和住院期间的护理工作。

（3）负责离退休职工及其家属的来信、来访工作。

（4）负责离退休职工的政治学习、文件传达等事宜。

（5）配合有关部门，做好离退休职工的丧事及善后处理工作。

（6）完成交办的其他工作。

二、管理职能

（1）在医院党委的领导下，贯彻执行党和政府对离退休职工的方针、政策、法令、条例和规定。

（2）贯彻执行上级和本单位的生活福利政策、规定，维护离退休职工的合法权益。

（3）关心老同志的学习和思想政治情况，做好老同志的思想政治工作，鼓励老同志参加力所能及、健康向上的娱乐活动，使老同志真正做到真心愉快、老有所养、老有所乐。

职工退休手续办理流程

一、职工退休手续办理流程图

职工退休手续办理流程如图 16-1 所示。

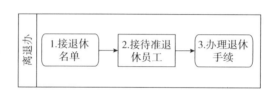

图 16-1　职工退休手续办理流程

二、流程详细说明

（1）离退办审查人事处下发退休名单中退休人员退休时间及是否延聘情况，核对人员出生年月、职称级别。

（2）准退休职工到离退办办理退休手续，离退办再次审查退休人员退休时间及是否延聘情况，核对人员出生年月、职称级别，登记退休职工姓名、民族、党组关系、出生年月、退休年月、参加工作时间、学历、职称、级别、身份证号码、邮编、家庭住址、家庭电话、移动电话，给退休职工拍照。

（3）离退办主任负责填写退休职工从人事处领取的退休人员转科表，盖离退办公章及注明时间，登记后，将转科表交人事处。

离退休人员去世慰问流程

一、离退休人员去世慰问流程图

离退休人员去世慰问流程如图 16-2 所示。

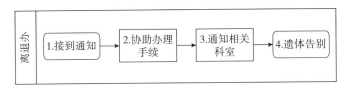

图 16-2　离退休人员去世慰问流程

二、流程详细说明

（1）离退办主任/科员接到上级通知或家属电话或得到口头告知，医院离退休职工某某在某医院或某地点去世的消息。

（2）离退办主任/科员接到这一消息后，询问去世职工的姓名、去世地点、去世原因（如心衰、肾衰、呼吸衰竭等情况），并劝慰家属，安抚家属情绪。

（3）离退办主任/科员负责通知相关科室如人事处、房管科；去世人员如果是中共党员，通知其支部书记，通知去世人员退休前所在科室主任，询问上级或去世人员家属，去世人员遗体在何时何地告别，离退办代表医院送行，并通知退休前所在科室，询问其科室是否派人代表科室前去送行；若其是中共党员，询问其党支部书记是否一同前往送行。

（4）离退办主任/科员同去世家属一起参加追悼会，进行遗体告别，并代表医院送花圈，若去世家属有需要，帮忙联系车辆等事宜。

离退休干部活动流程

一、离退休干部活动流程图

离退休干部活动流程如图 16-3 所示。

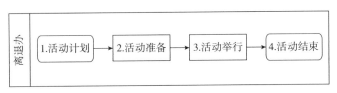

图 16-3　离退休干部活动流程

二、流程详细说明

（1）每年 4~10 月举办离休干部活动，每年年初时安排本年度参会领导，每次有一名在任院领导参会，活动前，离退办主任/科员告知本次参会院领导参会时间及地点。

（2）每月离休干部活动前，离退办负责打电话询问每位离休干部是否能来参会，告知每位离休干部此次活动的流程安排、地点，询问其身体情况是否可活动，布置活动地点，多数为医院多功能厅（礼堂），提前去布置活动场所（摆放桌椅，标题等），在本医院超市购买矿泉水、饮料，在营养部订购离休干部午餐（盒饭），每人 15 元标准（此为医院最低伙食标准）。

（3）活动召开日，离退办在礼堂门口迎接离休干部，并为离休干部提供全程所需服务。

（4）活动结束后，离退办送各位离休干部离开礼堂。

离退休职工体检工作流程

一、离退休职工体检工作流程图

离退休职工体检工作流程如图 16-4 所示。

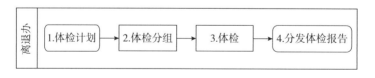

图 16-4 离退休职工体检工作流程

二、流程详细说明

（1）离退办与体检中心协商体检日期、体检项目、领导审批、上会等事宜。

（2）离退办负责将离退休人员按年龄分组，分期分拨通知离退休人员按时体检。

（3）体检日，离退办每天到体检中心为离退休人员服务，提供必要帮助。

（4）体检完毕后回收体检表，待体检中心下发完整体检报告后，分发给每位离退休职工。

看望、慰问患病离退休职工流程

一、看望、慰问患病离退休职工流程图

看望、慰问患病离退休职工流程如图 16-5 所示。

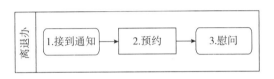

图 16-5　看望、慰问患病离退休职工流程

二、流程详细说明

（1）接到上级通知或离退休本人通知或离退休家属或其同事通知，生病或住院，离退办询问其病症、是否手术、住院或术后在家休养等情况。

（2）离退办与离退休患病职工确定时间和地址，离退办去院办约车、约时间，若生病离退休职工是中共党员，则通知其退休党支部书记；通知其退休前科室主任。

（3）离退办主任/科员带慰问品到患病离退休职工所住医院或其家中慰问。

为 90 岁以上高龄退休职工过生日活动流程

一、为 90 岁以上高龄退休职工过生日活动流程图

为 90 岁以上高龄退休职工过生日活动流程如图 16-6 所示。

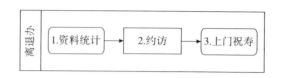

图 16-6　为 90 岁以上高龄退休职工过生日活动流程

二、流程详细说明

（1）整理所有退休职工资料，筛选 90 岁以上高龄的退休职工，梳理其姓名、性别、出生年月、地址、电话等资料，逐一打电话核对其生日。

（2）致电高龄退休职工，约上门过生日时间，为高龄退休职工订购鲜花、蛋糕。

（3）到院办约车辆，去高龄退休职工家中为其过生日。

第 17 章

宣传中心职能与关键流程

宣传中心职能介绍

一、工作职责

（1）严格遵守有关法律、法规和医院的各项规章制度，服从领导，听从安排，尽职尽责，认真做好本职工作。

（2）在科主任领导下，加强业务学习，不断提高业务能力和水平。

（3）负责医院日常教学培训，安排业务讲课。

（4）负责医院各种活动、会议的照相、摄像及宣传策划、专题宣传等工作。

（5）负责横幅、会标及自制展板、标识的制作、安装和维修。

（6）认真做好照片资料、摄像资料、文字资料的收集、管理和归档工作。

（7）保管好常用机器设备、宣传器材，责任到人，做到按时清洁保养，使用时轻拿轻放，使用后妥善保管。下班后切断科室内电源，锁好门窗防止被盗。所有器材，不得随便借给任何单位和个人；单位或个人借用器材时，须经科主任同意并做好相关登记。

（8）完成领导安排的其他工作。

二、管理职能

（1）在主管院长领导下，配合医院改革与发展进程，树立"以临床为中心、以患者为中心"的服务理念，努力做好医院宣传工作，促进医院知名度的提高，树立医院的品牌形象。

（2）宣教科工作人员必须严格遵守医院的各项规章制度，认真履行岗位职责，分工协作，团结友爱，共同提高，勤奋务实。

（3）充分利用院内（院刊、宣传栏、展板等）、院外（电视台、电台、报刊、网络等）各种宣传操作平台，宣传策划与实施对内、对外的宣传报道，信息发布以及各类宣传资料的制作。

（4）了解医院各个科室情况及其对宣传工作的要求及建议，捕捉新闻素材，拍摄录像、照片，编辑、撰写相关文字材料，不失时机地进行宣传报道。

（5）负责院内横幅、会标的制作及标识、标牌、展板的制作、更新和维修。各科委托制作的展板、标识等宣传资料，严格按照科室提出申请，科室负责人签字，报院长审批的工作程序进行制作。

（6）遵守医院的保密性工作制度，不向陌生人和单位透露涉医院相关信息。

（7）负责会议室音响设备的使用、维护、清洁和保养，为各种会议、活动提供音响保障，发现故障及时报修。

（8）做好医院门诊大厅、挂号室等电子大屏幕的内容更新和维护，发现故障及时报修。凡在电子屏幕上发布的信息，须由责任科室确认后报主管院领导审批，方可发布。

（9）院领导交办的其他临时性工作要尽快完成，并随时汇报。

院报/电子报编辑流程

一、院报/电子报编辑流程图

院报/电子报编辑流程如图 17-1 所示。

二、流程详细说明

（1）根据《院报》安排，宣传中心处长、《院报》主编在编辑《院报》前 5 天，召开编前会议，讨论本期《院报》的主题和内容，保证《院报》内容丰富，具有较强时效性。

（2）根据编前会议讨论内容，《院报》主编拟定版面内容，并报请宣传中心处长审批。

（3）宣传中心处长对《院报》主编拟定的版面内容进行审批。

（4）《院报》主编根据宣传中心处长对拟定版面的批示，向相关科室征集新闻稿件及图片，时间上以不耽误《院报》排版为准。文稿征集渠道主要

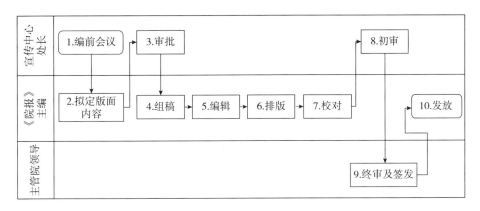

图 17-1　院报/电子报编辑流程

分为三种：①科室信息员有投稿渠道。但投上来的信息可能不符合《院报》要求，这时需要：一是提要求（以电话、短信、微信、面谈等多种形式），让信息员丰富增加相关内容再投；二是向信息员询问主编编辑，再由科室确认。②科室未投稿，主编从其他渠道得知，主编向科室约稿。③遇到重大信息、紧急信息，采用"主编采编一体"化流程。

（5）《院报》主编根据《院报》需求和特点，修改科室信息稿件。

（6）外部设计师根据《院报》主编的要求，进行版面设计，主编把关版面设计质量。

（7）《院报》主编校对《院报》文字和图片，力争做到零误差，保证《院报》质量。

（8）宣传中心处长对《院报》初稿进行审核和小范围修订。

（9）科主任或主编将《院报》呈报给主管院领导，院领导进行《院报》的审核及签发。

（10）主编除在院周会向与会者发放《院报》外，还要走遍全院各科室，在发放《院报》的同时，征求职工意见，同时搜集信息。此外，将《院报》电子版上传官网，将《院报》通过邮局递到上级主管部门及三甲医院、媒体等。

人物采访流程

一、人物采访流程图

人物采访流程如图 17-2 所示。

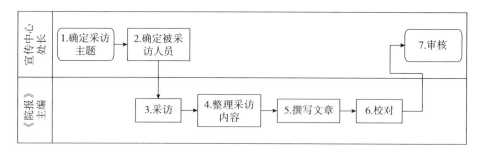

图 17-2　人物采访流程

二、流程详细说明

（1）根据医院宣传工作需要，宣传中心处长确定采访主题，指定采访人员。

（2）宣传中心处长根据采访主题，确定被采访对象。宣传中心要求科室人员采编、摄影、制作视频等全能，一般每个人都有可能被指定为采访人深入科室进行采访，包括联系和预约。每个月采访人次一般在 10 人次以下。

（3）《院报》主编根据医院宣传工作的需要，结合采访主题，拟定采访提纲，实施采访，并做好记录，最好使用录音笔。采访一般需要 1~2 人，一方面是需要摄影师支持，另一方面有意让年轻人了解医院，同一个选题，2 人采写，互相学习。

（4）完成采访后，《院报》主编立即完成采访笔记和录音的整理。

（5）《院报》主编以采访主题为核心，根据采访素材，撰写文章。

（6）《院报》主编校对文章内容。

（7）宣传中心处长审核文章，必要时请示相关主管领导。

媒体采访流程

一、媒体采访流程图

媒体采访流程如图 17-3 所示。

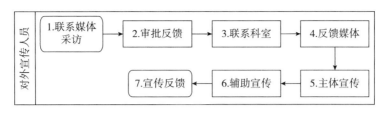

图 17-3　媒体采访流程

二、流程详细说明

（1）对外宣传的媒体人员联络医院，希望提供采访专家。此时，宣传中心要求媒体提供采访主题和采访提纲，继而根据采访主题和医院的宣传要求拟定接受采访的医院专家名单，提交上级领导审批。

（2）根据上级领导的审批反馈，确定最佳人选，并反馈给媒体。

（3）根据媒体反馈意向，联系相关科室，相关人员，沟通选题的可行性，获得科室反馈。

（4）组织媒体和专家进行双向沟通，进一步了解主题和操作方式。一般是安排媒体来医院约见专家，撮合选题。

（5）选定专家配合媒体录制节目，若专家年龄较大，宣传中心派人陪同。

（6）在节目播出前，宣传中心通过微博、微信等自媒体推送预告节目信息。

（7）对外宣传专员监测节目播出情况，同时要求媒体提供节目光盘，然后交由声像室存档。

舆情监测分析流程

一、舆情监测分析流程图

舆情监测分析流程如图 17-4 所示。

二、流程详细说明

（1）舆情检测岗位人员每个工作日接收监测公司发来的舆情，同时登录监测平台随时监测，以收集舆情状况。

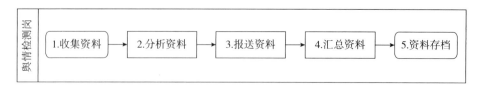

图 17-4　舆情监测分析流程

（2）分析舆情监测内容，负面消息按要求及时处理，相关内容分类别存档。一般来说，若发现负面舆情，要求根据媒体内容等进行综合预判，分为三种情况：①必要时第一时间汇报宣传中心处长；②确有必要时立即电话联系涉事科室领导进行沟通，发给对方邮件，要求对方调查核实反馈；③必要时第一时间向主管院领导汇报，并启动媒体危机处理预案。

（3）每个工作日向所有院级领导邮箱发送舆情邮件，向所有舆情涉及的相关处室处长、科室处长发送舆情邮件，人数不定。

（4）将舆情监测内容，按月进行汇总分析，形成《舆情监测与分析》，一般以 Word 及 PPT 格式呈现。

（5）每年 2 月，将《舆情监测》文件交院办存档。

自媒体信息发布流程

一、自媒体信息发布流程图

自媒体信息发布流程如图 17-5 所示。

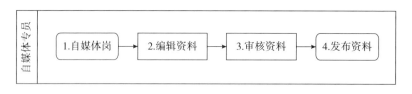

图 17-5　自媒体信息发布流程

二、流程详细说明

（1）自媒体专员每天查阅并收集各临床科室、职能处室等的宣传资料、科普资料。收集资料以各科室信息员的报送为主，有专门的投稿邮箱。如策划重大的专题宣传，与科室双向沟通。

（2）对收集到的资料按发布要求进行文字编辑、图片处理等，对部分需要拍照配图的内容，进行拍照。

（3）将需要发布的内容整理完毕，形成预览模式后，报送宣传中心处长进行审核，审核周期一般为 1 小时，处长与自媒体岗随时沟通修改并定稿。必要时向主管院领导请示。

（4）在网站、微博、微信、宣传栏等自媒体进行内容发布。发布的内容包括：①医院官方网站随医院新闻事件的发生即时更新；②官方微博每天发布，以原创和转发上级主管部门内容为主；③微信订阅号做到每天推送一期，每期为 3~4 篇文章；④临街宣传栏每 4 个月更新一次，提前 2 个月进行内容和版式的策划。

媒体宣传流程

一、媒体宣传流程图

媒体宣传流程如图 17-6 所示。

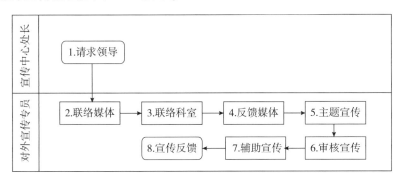

图 17-6 媒体宣传流程

二、流程详细说明

（1）宣传中心处长根据医院宣传需要及科室申报，拟定宣传对象（如人员、科室、技术等）及新闻选题，初步确定适宜的宣传平台（如报纸、广播、电视等），重要宣传请示主管院领导。

（2）根据领导批示，宣传中心对外宣传人员联络相应媒体，沟通医院宣传意向。

（3）根据媒体反馈意向，对外宣传人员联系相关科室、相关人员，确定选题的可行性，获得科室反馈。

（4）对外宣传人员组织媒体和专家进行双向沟通，进一步了解主题和操作方式。一般是安排媒体来医院约见专家，撮合选题。

（5）选定专家配合媒体录制节目，若专家年龄较大，宣传中心派人陪同。

（6）对于纸媒，要求对方成稿后返回被采访者审核，新闻类采访必须返回宣传中心进行审核，把握不准时，请示主管院领导。

（7）在节目播出前，宣传中心通过微博、微信等自媒体推送预告节目信息。

（8）对外宣传人员监测节目播出情况，同时要求媒体提供节目光盘，然后交由声像室存档。

电视片制作流程

一、电视片制作流程图

电视片制作流程如图 17-7 所示。

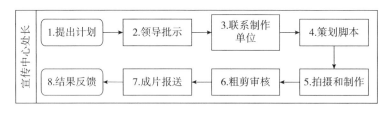

图 17-7　电视片制作流程

二、流程详细说明

（1）宣传中心处长根据医院宣传计划和上级部门要求，提出电视片制作计划，包括主题、内容、实施计划等。

（2）将制作计划提交院领导，院领导做出批示。

（3）根据领导批示，着手电视片的制作。宣传中心可以独立完成制作的，宣传中心独立组织资源制作。对宣传中心无法胜任的，联系医院招标确定制作单位，由制作单位组织制作，宣传中心全力配合。

（4）制作公司完成前期策划，并撰写脚本，宣传中心修改审核，最终确定脚本内容。由于制作公司不了解医院，脚本往往不能达标，实际上，大部分的脚本都是由宣传中心撰写。

（5）制作公司根据脚本进行拍摄，宣传中心组织资源协助。拍摄完成后，制作公司进行剪辑和成片，宣传中心提供必要的建议。

（6）将成片提交由上级领导审核，上级领导提出修改意见，制作公司根据意见修改，直到确认通过。

（7）医院将宣传片用于相关宣传，或报送给上级单位。

（8）对宣传片的播出效果进行跟踪，对重要问题及时向领导反馈，对于选送参加比赛的，将比赛结果反馈给相关领导。

电子屏管理流程

一、电子屏管理流程图

电子屏管理流程如图 17-8 所示。

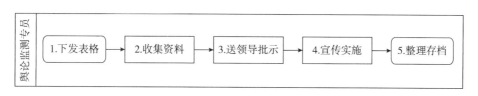

图 17-8　电子屏管理流程

二、流程详细说明

（1）舆论监测专员与相关科室沟通，提供《电子屏宣传呈批件》模板（电子版），说明填写要求。

（2）按要求收集整理科室提供的电子屏宣传呈批件，整理打印。

（3）将呈批件送呈相关领导批示。

（4）将签批的呈批件送交信息中心，请信息中心根据呈批件更新电子屏内容。

（5）跟进宣传中心的落实情况，保障电子屏按照要求更新，复印存档。

会议照相录像流程

一、会议照相录像流程图

会议照相录像流程如图 17-9 所示。

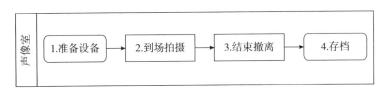

图 17-9　会议照相录像流程

二、流程详细说明

（1）为保障设备能正常使用，声像室要预先给设备充好电，准备好储存卡和卡带。

（2）提前十分钟到达场地，选好角度，架好机器准备拍摄。

（3）收好各类设备，如摄像机、照相机、三脚架、卡带、储存卡、充电线等。

（4）整理活动的影像资料，保存电子版，同时备份成光盘形式。事后，影像资料及时提交给相关科室存档及备用。

第18章

院办职能与关键流程

院办职能介绍

一、工作职责

（1）负责医院行政业务宣传工作。

（2）负责医院网站、微信公众号的信息更新及维护工作。

（3）负责市卫生健康委 OA 办公系统文件接收和信息传达，同时负责医院 OA 办公系统文件上传与督办。

（4）负责外勤公关、对外联络及群众来信、来访等工作。

（5）负责医院通信工作，包括通知、文件和传真等的转送、邮递、拍发等；负责文印、收发工作。

（6）负责安排党政联席等工作会议，院领导的工作日程、重要活动等，协调各部门（科室）工作。

（7）负责全院接待工作，协调安排医院主要领导的外事、礼仪活动，负责医院公务用车、会议室、会客室的管理。

（8）统筹医院综合工作，负责医院合同、协议及与律师工作联系。

（9）负责与当地组织、与同行业单位以及单位内部各科室之间的协调。

（10）负责处理院领导交办的其他工作。

二、管理职能

（1）拟定全院工作计划、总结各种行政文件等，并负责监督执行。

（2）管理全院往来行政文件的收发登记、转递传阅、立卷归档，以及上报或下发的有关文件。

（3）对来自各方面的有关信息进行收集、加工和综合分析，及时反馈，为领导决策提供信息依据和咨询。通过调查研究，向领导提供可行性方案和建议，起到参谋作用。

（4）负责医院重大事项和重要决议的督查督办，负责主要领导批办事项的督办，推进执行力建设，保证医院政令畅通。

医院公文签发流程

一、医院公文签发流程图

医院公文签发流程如图 18-1 所示。

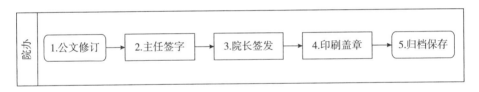

图 18-1　医院公文签发流程

二、流程详细说明

（1）科室提交部门领导签字后的文件初稿，院办按照《党政机关公文处理条例》的要求进行修改，完善及校对。

（2）将公文提交至院办主任审核，审核通过后签字。

（3）院办主任将签字后的公文送至院长签发，并按照顺序登记，给相应文号。

（4）院办根据科室需求，印制文件，盖院章或挂 OA。

（5）院办将签发稿纸及文件原件归档保存。

职能处室月计划汇总流程

一、职能处室月计划汇总流程图

职能处室月计划汇总流程如图 18-2 所示。

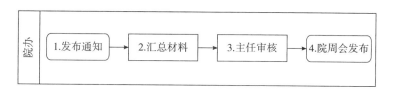

图 18-2　职能处室月计划汇总流程

二、流程详细说明

（1）根据医院规定，每月最后一周短信通知各职能处室负责人、支部书记通过 OA 提交部门下月计划，短信内容要明确提交时间节点。

（2）跟踪检查科室月度计划的提交情况，通过 OA 逐一审查，如有漏填错填，及时通知科室修改，最终通过电脑将各科室月度计划汇总，生成全院月计划汇总表，并完成校对。

（3）将校对后的月度计划送至院办主任审核，若有修改意见，继续修改完善。

（4）按照参会人数复印汇总表，并在院务会上分发。

因公赴中国香港、中国澳门办理流程

一、因公赴中国香港、中国澳门办理流程图

因公赴中国香港、中国澳门办理流程如图 18-3 所示。

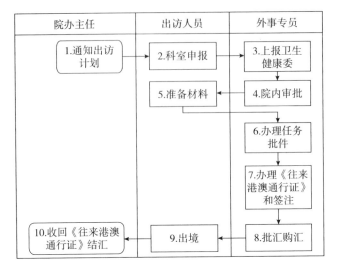

图18-3　因公赴中国香港、中国澳门办理流程

二、流程详细说明

（1）市卫生健康委发布出访计划上报通知，院办主任在院周会上通过PPT通报全院。

（2）计划出访人员（一般为医院中层干部）知晓后，到院办公邮下载申报通知及计划申报表，按通知要求填报计划，填好后发至院办邮箱。

（3）外事专员下载邮箱中的申报表，通知填写不规范的科室修改，全部合格后汇总整理，按市卫生健康委申报通知要求，发送至相关邮箱，等待计划初步审批。

（4）卫生健康委初审完成后，通过OA系统将计划审批表发送至医院，外事专员及时下载打印，并提交医院党政联席会议审批，并形成会议纪要。

（5）按照出访计划时间，提前三个月通知相关出访人员准备材料。计划出访人员需携带医院党政联席会的会议纪要，到院办外事专员处取得需准备材料目录，并按照目录准备材料，并及时提交外事专员。

（6）外事专员在医管局网上申报计划，同时提交纸质材料给医管局办公室，而后将材料转送至卫生健康委国际合作处（以下简称国合处）审批。接国合处通知后，领取审批文件。随后，携带相关材料至××市外事办公室办理任务批件，等待通知，领取批件。

（7）办理《往来港澳通行证》和签注。①复印××市外事办公室下发的批件3份，携带相关出境材料至医管局办公室报至市卫生健康委国合处审批签名单，5个工作日后取得签名单，整理好全部出境材料交至××市人民政府外事办公室出入境人员服务中心，获得收件单。②等待 1~2 月后，外事专员或者出访人员组长按照收件单规定时间、地点领取《往来港澳通行证》和办理签注。③《往来港澳通行证》和签注取得后，外事专员做好《往来港澳通行证》和签注登记，然后交给出境人员。

（8）批汇购汇。①取得任务批件后，外事专员于团组出境前的 8 个工作日携带批取外汇申请材料报至医管局财务资产处，取得批汇材料后，携带购汇材料、医院支票及局财政出具的外汇预算，用汇核销表至中国银行××分行购汇。②在出境前 2 个工作日，将外汇交给出境团组人员。

（9）出访人员按照计划出境。

（10）出境组团人员回内地后，外事专员收齐境外住宿发票和结余外汇，交至医管局财务资产处核销或退汇。收回《往来港澳通行证》，交至卫生健康委国际合作处，出访总结交至医院管理局办公室。

因公赴中国台湾办理流程

一、因公赴中国台湾办理流程图

因公赴中国台湾办理流程如图 18-4 所示。

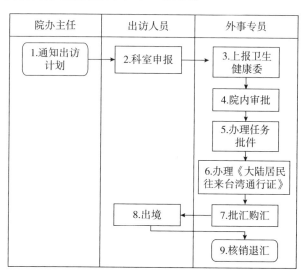

图 18-4　因公赴中国台湾办理流程

二、流程详细说明

（1）市卫生健康委发布出访计划上报通知，院办主任在院周会上通过 PPT 通报全院。

（2）计划出访人员（一般为医院中层干部）知晓后，到院办公邮下载申报通知及计划申报表，按通知要求填报计划，填好后发至院办邮箱。

（3）外事专员下载邮箱中的申报表，通知填写不规范的科室修改，全部合格后汇总整理，按市卫生健康委申报通知要求，发送至相关邮箱，等待计划初步审批。

（4）卫生健康委初审完成后，通过 OA 系统将计划审批表发送至医院，外事专员及时下载打印，并提交医院党政联席会议审批，并形成会议纪要。

（5）院专办员携带相关任务报批材料至医管局，由医管局报至卫生健康委国合处出示赴中国台湾公函，若是单位自组团，则由专办员或卫生健康委将材料报至市人民政府台湾事务办公室（以下简称市台办），后由申请赴中国台湾人员持《大陆居民往来台湾通行证》复印件领取市台办出具的"赴台批件"；若是双跨团，则由专办员或组团方领取市台办出具的"赴台确认件"，后由组团方携带相关材料报送中共中央台湾工作办公室、国务院台湾事务办公室（以下简称国台办）出具任务批件。

（6）组团单位组织赴中国台湾人员携带相关材料至××市公安局出入境管理局办理通行证。

（7）取得任务批件后，外事专员于团组出境前的 8 个工作日携带批取外汇申请材料报至医管局财务资产处，取得批汇材料后，携带购汇材料、医院支票及局财政出具的外汇预算，用汇核销表至中国银行××分行购汇。在出境前 2 个工作日，将外汇交给出境团组人员。

（8）出访人员按照计划出境。

（9）出境组团人员回到大陆后，外事专员收齐境外住宿发票和结余外汇，交至医管局财务资产处核销或退汇。

医院档案管理流程

一、医院档案管理流程图

医院档案管理流程如图 18-5 所示。

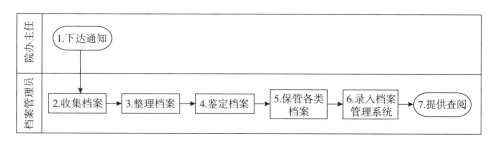

图 18-5　医院档案管理流程

二、流程详细说明

（1）根据医院档案管理制度要求，院办主任于每年 6 月在院务会上发出档案移交通知，要求各科将上一年度产生的文件材料按照归档范围初步整理、移交至院办档案室。

（2）科室提交文件材料，院档案室人员依据文件目录对文件的数量进行核对和检查；根据归档要求检查案卷质量，对不合格的案卷，档案部门要求移交科室重新整理；合格后，填写文件移交清单，双方履行签字手续。移交清单填写一式三份，一份由移交科室存查，另外两份保存在档案室作为检索工具和全宗卷材料。

（3）档案管理员对收集到的档案进行系统排列、局部调整，应保持文件之间的历史联系，充分尊重和利用原有的整理成果。

（4）档案管理人员对整理好的文件进行归档前的鉴定，根据医院档案保管期限表，划定文件的保管期限，以全面的、历史的、发展的、效益的观点对档案价值进行复审，同时要剔除无归档价值文件，避免占用宝贵的空间。

（5）在档案入库后，档案管理人员对档案的存放、日常维护和安全防护等进行管理，以维护档案的完整与安全，对档案密集架进行编号，为档案利用工作提供良好的物质基础。注意选择合理的档案装具,注意档案库房温湿度的检测,档案保管中的"八防"(防火、防盗、防潮湿、防高温、防鼠、防虫、防水、防污染)是库房管理中保证档案实体安全的重要内容。

(6)为高效检索利用,建立档案检索工具,建立检索体系,将档案信息录入到档案管理系统中,帮助利用者快速查找档案。

(7)根据查档需求,可为利用者提供档案原件,包括在档案阅览室阅读档案、借出原件、档案复制品利用等方式,同时在档案利用登记本上登记借阅信息等。档案室工作人员要了解和熟悉室藏档案数量、内容、成分、价值等基本情况,掌握检索工具的使用方法。

医院行政总值班流程

一、医院行政总值班流程图

医院行政总值班流程如图 18-6 所示。

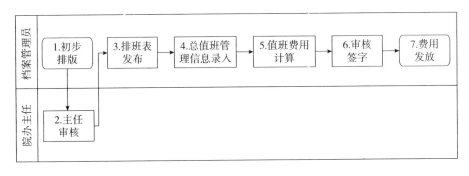

图 18-6 医院行政总值班流程

二、流程详细说明

(1)根据医院总值班工作制度,档案管理员排出一个月的总值班表,人员包括院领导、中层正副职人员、行政管理岗位科员,根据参加值班人员名单依次排列。遇特殊情况微调,登记节假日值班人员情况,避免出现多次重复排班现象。

（2）打印初步排班表，交院办主任审核，审核通过后，档案管理员发送该表至信息中心公共邮箱。

（3）信息中心工作人员将值班表发放至医院 OA 行政管理栏中，供值班人员查看。档案管理员将值班表打印 10 份，交给每位院领导各一份，门诊五楼会议室放一份，交给院领导的排班表要求标出每位领导的值班日期。

（4）将总值班管理录入信息系统。①院办科员将行政管理栏中的值班表下载至内网文档中总值班资料文件夹，登录院办主任 OA 账号，复制总值班人员名单到 OA 系统辅助办公区的总值班管理栏，同时录入节假日信息。②值班人员每天值班前登录自己 OA 账号，进行到岗确认。③值班到岗确认记录也是值班费用发放依据。

（5）档案管理员登录院办主任 OA 账号，获取上个月实际值班信息，并录入"当年实际总值班表文档"，打印 1 份，将节假日突出显示。打开外网电脑的"双月总值班清单 Excel 表"，根据实际值班表录入值班情况，根据不同人员级别、值班类型进行登记，计算出值班费用，打印值班费用清单及明细表。

（6）档案管理员将值班费用清单及明细表中的每一页均交由院办经手人、院办主任、主管财务院长审核签字。

（7）档案管理员将审核签字后的费用清单及明细表交至财务处出纳窗口，财务根据清单发放值班费用。

党政联席会议议题汇总流程

一、党政联席会议议题汇总流程图

党政联席会议议题汇总流程如图 18-7 所示。

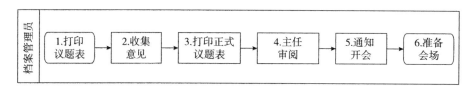

图 18-7 党政联席会议议题汇总流程

二、流程详细说明

（1）根据医院党政联席会议召开制度，档案管理员每周五上午调整打印出下周一党政联席会议议题空表。

（2）档案管理员持议题空表至院领导办公室，当面询问、收集各位院领导的议题，如领导当天不在办公室，则电话或短信询问，并及时记录清楚。党委书记、院长的议题不用收集。

（3）将各位领导的议题统一汇总、整理，打印成正式的议题表两份。

（4）将两份议题表放至党政联席会议议题文件夹中，交院办主任审阅、留存。

（5）每周一上午 8 时，院办主任告知档案管理员是否召开党政联席会，档案管理员及时给院领导、院长助理、党办主任发送会议通知，通知的内容包括会议的时间、地点、名称，如时间紧急，可到领导办公室当面通知。

（6）开会通知完成后，根据开会时间提前 15 分钟准备会场，准备水等备用。一般这样的会议设在门诊会议室召开。

医院内会议安排汇总流程

一、医院内会议安排汇总流程图

医院内会议安排汇总流程如图 18-8 所示。

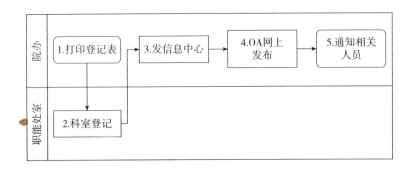

图 18-8　医院内会议安排汇总流程

二、流程详细说明

（1）每周五一早，院办调整并打印会议登记表（空表）一份，交给院办主任，于当日晨交班时使用。

（2）每周五晨交班时，各参会职能处室在会议登记表上登记下周计划召开的大型会议。未参加交班科室，可在周五上午到院办直接登记。

（3）院办将各科室登记的会议情况表汇总调整，形成《下周会议安排表》，于周五 14 时前将电子版发信息中心公共邮箱。

（4）院办电话通知信息中心人员将下周会议汇总表发放至 OA 行政管理栏中，供中层以上人员查看，合理安排时间，参加相关会议。

（5）院办下载查看行政管理栏中的《下周会议安排表》，根据会议安排，通过 OA 短信系统提前给要求参会人员发短信通知。

医院大事记撰写流程

一、医院大事记撰写流程图

医院大事记撰写流程如图 18-9 所示。

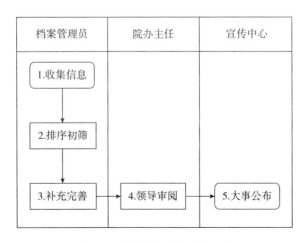

图 18-9 医院大事记撰写流程

二、流程详细说明

（1）为了完整地记录医院发展历程，院办每年 12 月初向宣传中心收集当年医院的职工之家信息及各种活动照片，因内容较多，一般准备好移动硬盘复制。

（2）档案管理员将复制的各种信息按照事件发生月份进行分类排序。并根据对医院发展记录的重要程度，选取重要的大事、要事，一般 50 条左右。

（3）档案管理员对信息进一步筛选，并按照大事记撰写格式要求进行补充、完善，形成完整版大事记，一般 20~30 件大事。

（4）院办主任将这些大事记交主管院领导审阅、筛选，院领导确定最终入选的 10 件大事。

（5）档案管理员将确定的 10 件大事以电子版的形式发给宣传中心，制作《院报》。

医院年鉴撰写流程

一、医院年鉴撰写流程图

医院年鉴撰写流程如图 18-10 所示。

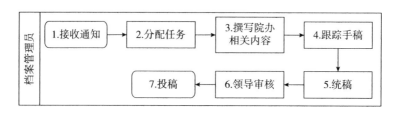

图 18-10　医院年鉴撰写流程

二、流程详细说明

（1）每年年初，根据市卫生健康委年鉴撰写通知要求，档案管理员摘选出医院所属范围的撰写提纲。

（2）根据提纲内容进行分工，确定时间进度表，确定相关科室的撰写内容，形成分工表。将分工表发放给相关的职称处室主任，接收的主任要签字确认。

（3）档案管理员根据院办负责的提纲范围进行年鉴撰写。

（4）按照分工表上的交稿时间要求，提前 3 天电话或短信提醒相关科室主任，按时交稿，并询问撰写过程中存在的问题。

（5）按照年鉴撰写提纲及年鉴撰写规范，将各科室提供的材料进行统一编排、修改、校正、整理，形成《医院年鉴初稿》。

（6）将撰写完成的《医院年鉴初稿》交院办主任审核，院办主任提交主管领导审阅，提出意见。档案管理员根据领导意见，安排组织修订，直至审核通过，形成《医院年鉴终稿》。

（7）将《医院年鉴终稿》按市卫生健康委撰写通知要求发送至相关邮箱后，电话通知对方，告知医院稿件发送情况。后期稿件如需修改，市卫生健康委将会通过邮件或电话通知院办进行修改，档案管理员再次组织安排修订，直至卫生健康委通过。

院周会活动流程

一、院周会活动流程图

院周会活动流程如图 18-11 所示。

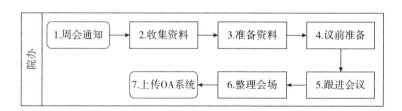

图 18-11　院周会活动流程

二、流程详细说明

（1）院办通过电脑系统将院周会通知发给参会人员，并告知相关处室提交周会发言。

（2）在周会前收集各科室的发言PPT，催促并跟进未能准时提交PPT的科室。

（3）科室资料全部提交完成后，制作会议PPT，准备会议纸质资料，纸质资料的主要内容包括发言内容及通知事项。PPT及纸质资料需报院办主任审阅，合格后复印纸质资料。

（4）提前到达会场，分发资料，协助整理桌牌、调试电脑、视频、LED屏幕等设备，组织签到，准备会议用水。

（5）会议过程中，根据演讲人员演讲进度，协助其操作PPT，主要是帮助翻页。同时，根据会议议程安排及会场现场情况，处理临时发生的问题，保证会议顺利进行。

（6）会议结束后，回收签到表，关闭相关设备，清理会场。

（7）根据会议内容，再次调整整理会议发言提纲及各项通知，并发送至信息中心公共邮箱，由信息中心上传至OA，使得会议内容在全院可查询。

院长行政查房流程

一、院长行政查房流程图

院长行政查房流程如图18-12所示。

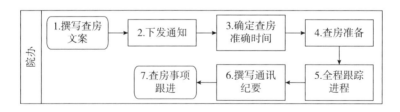

图18-12　院长行政查房流程

二、流程详细说明

（1）一般每月初，外勤专员着手撰写院长行政查房方案。撰写方案前，先与院办科主任沟通，根据主任要求撰写。

（2）根据查房方案，提前与被查房科室主任电话沟通相关事宜，并发送具体方案；提前一周通知需要参与查房的职能科室，告知需要准备的查房数据、资料以及需要表述的问题。

（3）外勤专员与院办主任沟通，最终确认查房的准确时间点，并将最终时间通知参加查房的职能科室。

（4）收集查房 PPT，预约查房会议室，准备查房最终方案纸质版，布置好查房所用电子设备、查房饮用水等。

（5）会议过程中，现场拍照，全程做好会议纪要，并及时解决会场的问题。会后关闭相关设备，整理会议室。

（6）根据查房情况，撰写查房通讯，撰写查房会议纪要，并将纪要发送院办主任，经院办主任最终确认审核后，印制发给相关科室。一般查房结束后，会议纪要必须送至相关科室。

（7）定期汇总查房决议中需解决的事项，并逐项跟进记录，跟踪各科室的落实情况。

代值班院长工作流程

一、代值班院长工作流程图

代值班院长工作流程如图 18-13 所示。

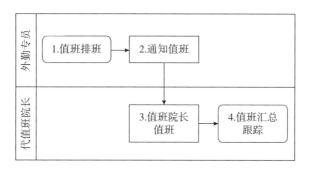

图 18-13　代值班院长工作流程

二、流程详细说明

（1）根据科室主任时间，安排值班院长排班。并将排班情况提前告知科室主任，并进行微调。

（2）根据值班排班表，提前一天提醒第二天的值班院长准时上岗。同时，制作值班院长登记表，记录值班院长每天的值班考勤。

（3）值班院长值班，当天跟进值班院长工作，并交接。

（4）对值班院长的记录内容进行分类、汇总、整理，并跟进后续事项。

职能处室考核流程

一、职能处室考核流程图

职能处室考核流程如图 18-14 所示。

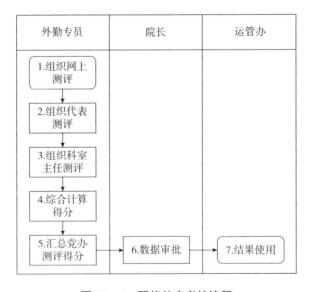

图 18-14 职能处室考核流程

二、流程详细说明

（1）外勤专员在 OA 设置网上测评权限，并在 OA 上启动网上测评；将开始测评信息发给相关主任。

（2）组织 4 位科室主任进行测评。

（3）综合汇总，加权计算网上测评、代表测评、科室主任测评得分，计算出最终得分。

（4）将网上测评得分发与党办，党办计算得分后发到院办，院办最终汇总所有得分。

（5）将最终数据报主任、院长签字。

（6）院长签字审核完成后，院办将最终结果交给运管处，运管处用于绩效核算。

上级文件、会议通知的传阅督办流程

一、上级文件、会议通知的传阅督办流程图

上级文件、会议通知的传阅督办流程如图 18-15 所示。

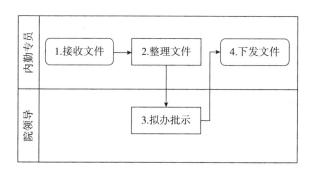

图 18-15 上级文件、会议通知的传阅督办流程

二、流程详细说明

（1）内勤专员从医管局、中医药管理局、卫生健康委 OA 系统、邮件、信

件、传真等渠道接受上级下发的文件通知。

（2）内勤专员填写、打印相关文件，并标注文件编号。

（3）办公室主任、各级院领导拟办批示。

（4）按照领导批示下发文件通知，并督办执行。

协助信访流程

一、协助信访流程图

协助信访流程如图 18-16 所示。

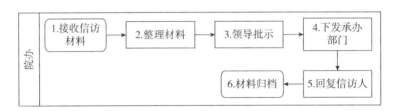

图 18-16　协助信访流程

二、流程详细说明

（1）院办接收上级来信来访转办材料。

（2）填写本院信访承办单，进行材料编号。

（3）院办主任请党委书记对信访材料给予审阅批示。

（4）根据领导批示要求下发承办部门，并签收。

（5）按规定时间回复上级单位或信访人，并将信访材料原件及回复结果交回上级单位。

（6）将本医院信访承办单、材料复印件整理装订归档。

第 19 章

运营管理处职能与关键流程

运营管理处职能介绍

一、运营管理

（1）协助编制医院事业发展规划与总体建设规划。

（2）协助各职能部门完成与资源配置相关的评估建议。

（3）提供医疗业务空间规划及调整的评估建议。

（4）提供临床科室及护理单元床位规划及调整的评估建议。

（5）协助人力资源部完成人力资源配置规划，提供人力资源配置评估建议。

（6）提供科室设备耗材、购置评估建议。

（7）定期对院科运营情况进行专题分析汇报和反馈，提高医院运营效率和质量，确保医院公益性办院方向。

（8）推进医院流程改造的管理工作，节约医院运行成本，提高经济效益。

（9）执行医院成本及预算管理制度，加强成本控制，降低运营消耗。

（10）持续优化医院绩效薪酬体系，建立公平、公正、高效的激励机制，充分调动各科室员工的工作积极性。

（11）监督执行医院绩效分配政策，审核、核算和发放全院各类人员绩效奖。

（12）完成全院个人所得税代扣代缴及网络申报。

（13）协助业务科室完成医教研外等非专业性事务以及科室日常行政管理事务。

（14）协助完成医院交办的临时任务及其他事项。

二、信息化管理

（1）收集同行各类顶尖人才的情报。

（2）收集前沿医疗设备和医护新技术的情报。

（3）收集同行医疗机构员工福利待遇和医疗价格的情报。

（4）收集疑难病症特效秘方的情报。

（5）收集品牌医院的经营管理的情报。

（6）建立并完善院科业务运营数据库。

制定季度、年度考核方案并执行流程

一、制定季度、年度考核方案并执行流程图

制定季度、年度考核方案并执行流程如图 19-1 所示。

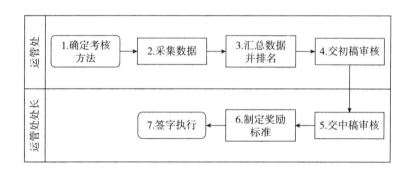

图 19-1　制定季度、年度考核方案并执行流程

二、流程详细说明

（1）每个季度结束后的下一月，运管处根据部门领导指示，讨论并确定季度考核方案。

（2）根据考核框架和项目，从各部门采集数据，如信息中心、回访办、

医保办等。

（3）将数据填入考核表中，根据得分将门诊科室和病房科室分别排名。

（4）将排名和计算过程提交运管处处长审核，审核之后修正错误或者不合理之处，形成中稿。

（5）运管处处长将中稿交院领导审核，形成终稿。

（6）运管处处长参考以往经验，制定分级别奖励标准，并形成文件。

（7）运管处处长请主管院长签字，交财务处执行。

制定临床科室年度目标责任书流程

一、制定临床科室年度目标责任书流程图

制定临床科室年度目标责任书流程如图 19-2 所示。

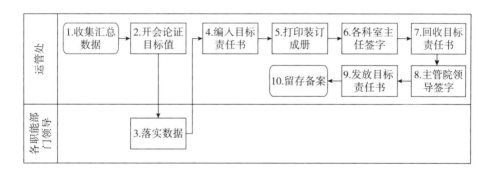

图 19-2　制定临床科室年度目标责任书流程

二、流程详细说明

（1）运管处根据院领导指示，每年年底或下一年年初制定下一年度目标责任书，然后打电话给各负责部门，出具全年相关数据，运管处制作 Excel 汇总数据，并与上年、前年的同期数据做对比。

（2）与医务处、护理部、信息中心等会同业务院长和主管院长召开 3~4 次会议，讨论各科目标数据，反复调整，以达到全年医院目标。

（3）运管处根据会议精神落实数据，分科室送至科主任邮箱，并电话通知其查看，等其反馈后，将反馈意见提交给领导，领导拍板定好最终结果。

（4）负责将各科数据编写入目标责任书，并将目标责任书的内容进行更新修订。

（5）将目标责任书一式两份双面打印，装订成册。

（6）在年度医疗总结大会上发放目标责任书，并请各负责人签字。

（7）OA 通知各部门将目标责任书交回运管处。

（8）汇总后，分类，请各主管院领导签字。

（9）在院周会上将签好字的目标责任书发放至科主任手中。

（10）运管处留存一份，作为来年各项考核的依据。

病房管理奖励流程

一、病房管理奖励流程图

病房管理奖励流程如图 19-3 所示。

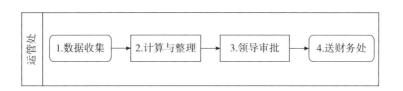

图 19-3　病房管理奖励流程

二、流程详细说明

（1）运管处从临床科室收取月考核数据，另外收取病房科室的部分数据。

（2）把月考核对于病房科室单独考核的指标变成奖励分值，制作成病房管理奖得分。用实际占用床位数与得分率进行奖励。

（3）打印出来找主管领导审批签字。

（4）领导审批签字后，送到财务处。

管理、医辅、后勤人员月绩效管理流程

一、管理、医辅、后勤人员月绩效管理流程图

管理、医辅、后勤人员月绩效管理流程如图 19-4 所示。

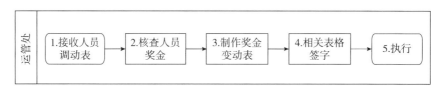

图 19-4　管理、医辅、后勤人员月绩效管理流程

二、流程详细说明

（1）运管处跟人事处要上月人员调动情况表，表中包括新调入人员、内部调动人员、离退休人员等调动情况。

（2）根据《2014 年管理、医辅、后勤岗位职工月绩效工资分配方案》和人力资源部《最新全院人员名单》，核对调动人员的职称、工龄，根据岗位计算出其月奖数据。

（3）根据计算出的月奖数据，汇总成 Excel 表格，将奖金和岗位津贴分开制作。

（4）将奖金变动表和岗位津贴变动表交处长审核后，盖运管处公章。

（5）分别交给财务处和人事处执行。

对科室二次分配进行监管流程

一、对科室二次分配进行监管流程图

对科室二次分配进行监管流程如图 19-5 所示。

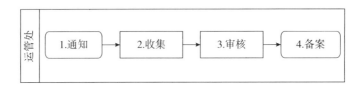

图 19-5　对科室二次分配进行监管流程

二、流程详细说明

（1）通知所有二次分配科室将其该月的二次分配明细表以电子版的形式发给运管处外网邮箱或 OA 邮箱。

（2）收集科室二次分配数据。①收集并整理所有的二次分配明细表；②将所有科室的名称规范化，再放入该科室的文件夹中，并做记录；③筛选出没有交明细表的科室。

（3）审核所有科室的二次分配结果，有问题需与科室沟通并让其改正，再返给科室。

（4）将所有科室最终版的二次分配明细表存档备案（电子版）。

各部门发放的单项奖励登记流程

一、各部门发放的单项奖励登记流程图

各部门发放的单项奖励登记流程如图 19-6 所示。

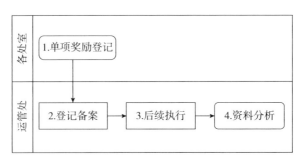

图 19-6　各部门发放的单项奖励登记流程

二、流程详细说明

（1）根据《绩效例会制度》，各部门进行单项奖励登记，然后请主管院长签字后，送运管处备案，方能执行。

（2）记录单项奖的主管科室、总额、时间、事由。核对签字齐全后，盖运管处章，并标注已备案。

（3）备案后的文件，交财务处执行。

（4）将登记备案的资料汇总，以摸清一段时间内发放的绩效总额。

计算各科出院人次奖励流程

一、计算各科出院人次奖励流程图

计算各科出院人次奖励流程如图 19-7 所示。

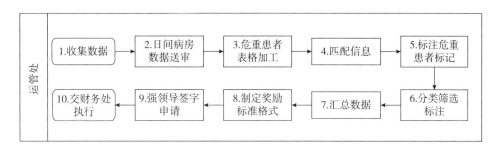

图 19-7　计算各科出院人次奖励流程

二、流程详细说明

（1）运管处在每月 10 日左右，向信息中心的人员要全院出院人次明细和统计室的病房数据表，从医务处获取当月危重数据。

（2）将出院总表中的日间病房数据筛选出，交给质控办审核。

（3）将危重患者表中加入上个月未匹配上的（实际为上个月入院还没出院，只能在这个月出院中查出来），先找危重患者表中相同的，如果是重复报，只能算一次，主要看出入院。

（4）建立 ACCESS，导入危重患者的相关信息。

（5）再将第一次匹配生成的表和出院总表放一起，连接病历号，右击连接线，选择总表全部和危重匹配上的，运行后匹配上的标上危重标志，剩下的就是要分类处理的。

（6）对出院数据进行分类筛选标注。根据业务收入和住院天数分三类。

（7）先按照科室排序，然后制造数据透视表，科室、分类放在列，选择序号为计数项。

（8）将数据透视表打印出来，打开出院人次表格，复制上个月的表格，并清空上月数据，将该月数据填入。

（9）交运管处处长审核签字，并请院领导签字。

（10）将签字的文件交财务处执行。

病房科室节假日奖励流程

一、病房科室节假日奖励流程图

病房科室节假日奖励流程如图 19-8 所示。

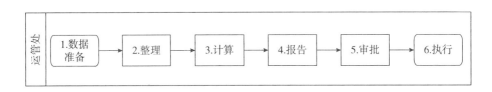

图 19-8　病房科室节假日奖励流程

二、流程详细说明

（1）每个国家法定假日结束后，运管处向信息中心、统计室申请节假日期间的床位使用情况表。

（2）每个临床科室匹配各自的考核床位。

（3）计算奖励额。①计算全院的考核床位使用率，计算各科室的考核使用率；②按《节假日病房管理奖》规则予以计算奖励金额。

（4）书写正式的节假日病房管理奖申请报告。

（5）提交本科室负责人、主管院长审批。

（6）交经济核算办公室执行。

节假日加班补助统计流程

一、节假日加班补助统计流程图

节假日加班补助统计流程如图 19-9 所示。

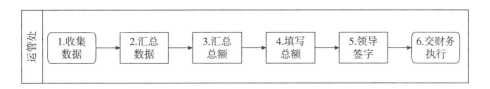

图 19-9　节假日加班补助统计流程

二、流程详细说明

（1）节假日后一周内，各科将节假日加班人员名单的纸质版送至运管处。

（2）将各科纸质版数据填入汇总表中。正式工、合同工、返聘的分开写。

（3）将各科数据汇总，形成总额。

（4）将总额填入首页，整理并填好大写数据、时间，最后打印出来。

（5）请各级领导审核、签字。

（6）交财务处审核后执行。

科室间绩效争议的协调解决流程

一、科室间绩效争议的协调解决流程图

科室间绩效争议的协调解决流程如图 19-10 所示。

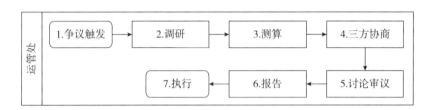

图 19-10 科室间绩效争议的协调解决流程

二、流程详细说明

（1）当科室间绩效问题存在争议，科室间经自行协商未能达成一致，可向运管处提出需求，运管处汇报主管领导后，予以介入协调。或经行政查房决议等方式介入协调。

（2）对科室间争议的医疗项目结算或者人员借用、床位借用等争议问题，对于双方的收益与支出等分别予以多方调研。

（3）运用调研数据初步测算，形成大致意见。

（4）运管组织涉及争议科室进行商讨，提供相关数据支持，征求双方意见，商定初步方案。

（5）将方案汇报主管领导。

（6）出具书面报告。

（7）交经济核算办公室执行。

科主任月奖流程

一、科主任月奖流程图

科主任月奖流程如图 19-11 所示。

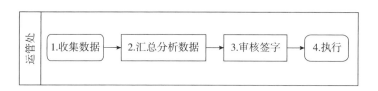

图 19-11　科主任月奖流程

二、流程详细说明

（1）运管处通知统计室，信息中心收集工作量数据，财务处收集各科月奖均数。

（2）将各项数据填入表格，进行计算。正副职分开，Excel 自动套用公式。

（3）请相关领导审核签字。

（4）备案后交财务处执行。

临床科室月考核方案的动态修订流程

一、临床科室月考核方案的动态修订流程图

临床科室月考核方案的动态修订流程如图 19-12 所示。

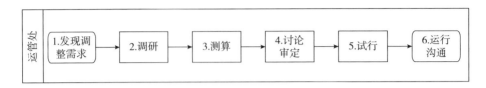

图 19-12　临床科室月考核方案的动态修订流程

二、流程详细说明

（1）当出现以下两类情况时运管处需要考虑调整需求：①医管局绩效考核体系出现较大调整；②在运行中发现有需要调整与改进之处。在这两种情况下，要对与绩效奖金关联的方式、绩效指标、权重、计分规则等做出调整。

（2）充分考虑相关文件精神，紧密结合医院实际情况，调研同行业单位情况。

（3）筛选可行的有引导意义的调控指标，结合历史数据与当期数据进行测算，着眼医院整体情况同时合理处理各临床科室之间的差异，测算不同方案，设定目标值与计分规则。

（4）临床科室月考核方案的调整需经过月绩效例会的讨论通过，大的框架调整及与绩效奖金的关联度等调整则需月绩效例会的讨论后，提交党政联席会审议通过。

（5）新的规则调整后需试行监测，发现不合理之处需持续优化调整。

（6）每月考核结果出来后，针对各临床科室存在较突出的问题，与相关临床科室主任或科室助理进行沟通，以实现临床科室管理的优化。必要时约见沟通。

临床科室月考核流程

一、临床科室月考核流程图

临床科室月考核流程如图 19-13 所示。

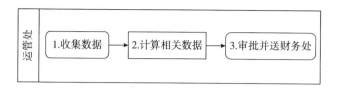

图 19-13　临床科室月考核流程

二、流程详细说明

（1）运管处每月中旬需要收集各处室绩效相关的当月指标值。

（2）计算以下数据：①病床使用率按考核床位数重新计算；②急诊科药占比仅急诊科+ICU、干部保健科+老年病科、感染科+肠道门诊、男科，这几个特殊科室重新计算其饮片处方比、非药物治疗率、预约占比；③其他指标使用已有数据填入相应表格中。并用公式计算每项指标的得分，最后汇总科室总得分。

（3）将最终汇总得分数据结果打印出来找主管领导签字，送到财务处。

内科特色项目奖励流程

一、内科特色项目奖励流程图

内科特色项目奖励流程如图 19-14 所示。

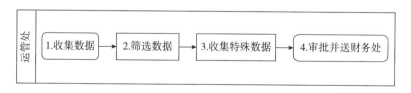

图 19-14　内科特色项目奖励流程

二、流程详细说明

（1）运管处下载相应表格上传；针灸科手工上报，发到指定邮箱。

（2）将奖励科室的特色项目分别填入当月内科特色项目奖励表中，最后统计金额。

（3）针灸科的肌电图数据由针灸科上报到运管处。

（4）打印出来找主管领导签字，送到财务处。

外出进修人员绩效管理流程

一、外出进修人员绩效管理流程图

外出进修人员绩效管理流程如图 19-15 所示。

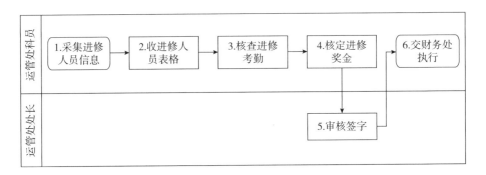

图 19-15　外出进修人员绩效管理流程

二、流程详细说明

（1）运管处通知各科室进修人员持表到运管处、医务处备案。

（2）每月 10 日左右，收集由医务处发来上月外出进修人员总表和护理部发来护士进修人员名单。

（3）从人力资源部获取上月进修人员名单，并与医务处和护理部名单对比。

（4）根据文件中初级、中级、高级规定的标准，按照考勤核定进修人员月奖。

（5）将进修人员月奖情况打印出来，交运管处处长审核。

（6）加盖运管处章后，送财务处执行。

统计汇总医院专家挂号数据并进行奖励流程

一、统计汇总医院专家挂号数据并进行奖励流程图

统计汇总医院专家挂号数据并进行奖励流程如图 19-16 所示。

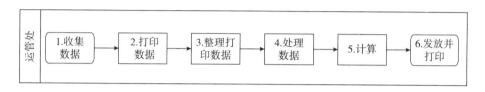

图 19-16   统计汇总医院专家挂号数据并进行奖励流程

二、流程详细说明

（1）运管处在 Medtrac 上面分别下载《门急诊挂号日报表》——数据 1 表和《各科医生号别统一（上、下午）表》——数据 2 表。

（2）将每个科室的单独打印出来。①其中不需要打印的有体检中心、其他门诊、干部保健科、急诊科后面有急诊转急号的、科室名称后面带科的（其实就是病房的名称，可能是病房进入的，不算，不打）；②门诊科室，如身心医学科需要打印。

（3）将特殊的科室打印出来后放在一起：①职工保健、各科急诊打出来放在急诊，由急诊统一给各科算；②杂病放一起给体检去分配；③男科放一起；④老年病门诊和综合门诊和营养科门诊放在一起。

（4）进行数据处理。处理包括以下三个过程：①调整表格格式：按照习惯性顺序排列为：科室、挂号类别、医生、工作日下午号人次、工作日下午号总费用、节假日上午号人次、节假日下午号人次、节假日上下午号合计人次。②删除无意义数据。③删除无意义数据后，分科室打印出来，并与该科室的数据放在一起。

（5）数据处理完成后，进行计算。①将各科室的主任医师号、主任医生号、副主任医生号，分别汇总个数填入门诊挂号提成表格中。②特殊处理的

有职能处室人员、退休返聘专家、同时在不同科室出诊的人员。

（6）将每科室的《门诊挂号提成表》打印出来，一式三份，与数据1表、数据2表放在一起，发放给各个科室。

外科手术奖励流程

一、外科手术奖励流程图

外科手术奖励流程如图19-17所示。

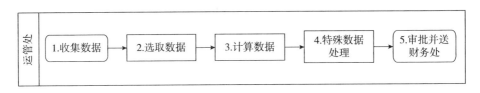

图 19-17 外科手术奖励流程

二、流程详细说明

（1）运管处从综合查询中下载当月住院手术分析表；肛肠科手工上报，发到 OA 邮箱。

（2）从上述表中选取现奖励的科室，按一级、二级、三级、四级手术例数分别汇总到统一的表中。

（3）按照不同级别奖励的不同金额乘以该科室该级别的手术例数得出该科室总奖励金额。

（4）将内科特色项目表中骨科、疼痛科的大针刀手术例数加入该科室的一级手术中去。

（5）打印出来找主管领导签字，送到财务处。

协助上级相关部门进行医药分开数据的调研和实施流程

一、协助上级相关部门进行医药分开数据的调研和实施流程图

协助上级相关部门进行医药分开数据的调研和实施流程如图 19-18 所示。

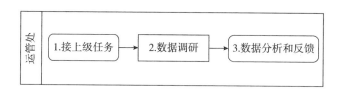

图 19-18 协助上级相关部门进行医药分开数据的调研和实施流程

二、流程详细说明

（1）由院办发送医管局所需的数据以及需要核对的内容，运管处接收数据。

（2）由运管处牵头，向各部门收集数据，尤其是信息中心，需要确定所需数据能否由医院 HIS 提供。

（3）由运管处负责数据汇总、分析，写出书面报告，反馈给上级主管部门。

医技科室月考核方案的制定与动态修订流程

一、医技科室月考核方案的制定与动态修订流程图

医技科室月考核方案的制定与动态修订流程如图 19-19 所示。

二、流程详细说明

（1）运管处以文献、学习班、与同行业单位交流等途径学习调研。

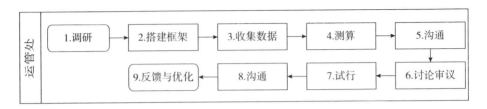

图 19-19　医技科室月考核方案的制定与动态修订流程

（2）根据调研结果，初步搭建考核框架。

（3）根据框架需求，从信息中心、医工处等处做数据的需求、沟通。

（4）整理数据，应用于医技科室测算。

（5）根据初步测算结果，与医技科室进行充分沟通，多方了解数据层面与医技科室实际工作是否契合，如有偏差，考虑酌情调整考核口径。

（6）将医技科室考核的指标框架、权重、计分规则、测算结果等，提交月绩效例会讨论，重要调整经党政联席会审议。

（7）试行与监测。

（8）根据每月考核结果，将有问题的方面与相关医技科室沟通。

（9）对发现的问题持续优化改进。

医院内制剂个人奖励流程

一、医院内制剂个人奖励流程图

医院内制剂个人奖励流程如图 19-20 所示。

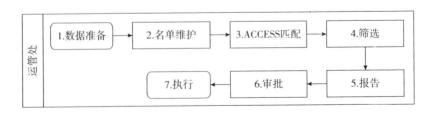

图 19-20　医院内制剂个人奖励流程

二、流程详细说明

（1）每月 10 日前，运管处通知信息中心导出当月的院内制剂处方比表到个人、全院挂号人次表到个人、药占比表到个人三张表，三张表均以月度为单位，均为医师个人的数据。并通过综合查询当期全院门诊药占比均值。

（2）在职与退休医师名单的维护：根据每月人员进出登记表，参考人事处的人员变动表，有临床科室调入、调出、退休等情况的，需每月动态维护在职医师与退休医师名单，退休医师要从在职医师名单中去掉。

（3）ACCESS 匹配过程：①将三张表整理成 ACCESS 可以识别的表格格式；②用 ACCESS 将信息中心三张表导入；③将信息中心三张表通过 ACCESS 匹配到一起，形成查询表；④将查询表与在职和退休医师名单进行匹配，注意与医师名单匹配时均要使用交集匹配。

（4）将在职人员匹配结果、退休人员匹配结果两张表导出 Excel 表格，然后进行筛选。筛选条件为挂号人次（在职人员、退休人员）、中药院内制剂处方比、药占比。详见院内制剂单项奖励办法。

（5）根据筛选结果，整理奖励人员名单的报告，按照奖励标准，分在职与退休两张表来做。

（6）提交本科室负责人、主管院长审批。

（7）交经济核算办公室执行。

月度监控流程

一、月度监控流程图

月度监控流程如图 19-21 所示。

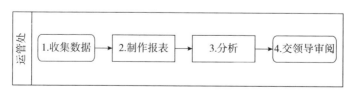

图 19-21　月度监控流程

二、流程详细说明

（1）运管处每月中旬需要与收集绩效相关的全院指标。

（2）将收集来的数分别填入报表中，并做同期对比。需要特别注意的是，若指标本身为相对数，则本年数直接减去上一年数得出同期对比数；若指标本身为绝对数，则直接求同期对比数。

（3）对于变化较大的指标，需要分析清楚变化情况。

（4）最终将结果提交至运管处，以供医院领导查阅。

召开月度绩效例会流程

一、召开月度绩效例会流程图

召开月度绩效例会流程如图 19-22 所示。

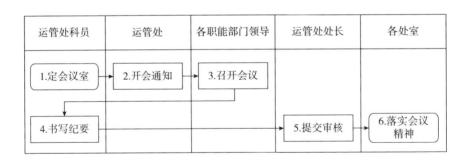

图 19-22　召开月度绩效例会流程

二、流程详细说明

（1）根据《绩效考核例会制度》规定，月度绩效例会每月 20~25 日召开，运管处科员与相关领导沟通确定会议时间及具体安排后，由院办定会议室。

（2）运管处提前几天使用 OA 短信通知或电话通知各处参会时间、地点和需要准备的内容。要求处长和副处长参加，不过他们有事可请假，但不得派人参加。

（3）院长助理主持会议，运管处汇报全院运营情况和临床科室月考核结果，主管院长会同各职能部门讨论绩效相关事宜，划分工作职责和重点。

（4）会后 3 天内书写例会纪要，记录并整理各部门需要落实的项目。

（5）运管处处长审核例会纪要，之后邮件发给各处室留存备案。

（6）各处室按照例会讨论结果和要求进行相关项目的整改，如考核方案的修订、绩效奖金的登记等。

制定成本核算细则流程

一、制定成本核算细则流程图

制定成本核算细则流程如图 19-23 所示。

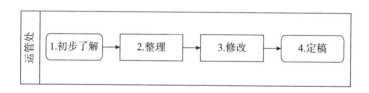

图 19-23　制定成本核算细则流程

二、流程详细说明

（1）运管处与各科室沟通，了解当时的成本核算、执行方式等情况。

（2）将得到的成本核算方法、流程等整合为基本细则。

（3）对于原有方法、流程等存在的不合理情况予以修改。

（4）完成成本核算细则并执行。

第 20 章

人力资源处职能与关键流程

人力资源处职能介绍

一、工作职责

(1) 负责全院的人力资源管理工作，制定实施医院人力资源发展规划、年度计划和管理办法。

(2) 负责医院人事分配制度改革工作。

(3) 负责医院的岗位设置、人员管理、政治审查、人事档案管理、专业技术人员的职称评聘、工人技术等级考核、工资福利、职工考勤等工作。

(4) 负责健全和完善医院人员的调配、考核、奖惩、岗前培训等制度，做好人员的招聘、录用、调动、辞职、解聘、退休等工作；负责军转干部安置和编制外人员的管理工作。

(5) 专家参与推荐选拔与培养管理工作，协助上级组织人事部门对高层次人才的考察、管理工作。

(6) 制定全员培训计划和职业发展规划，并组织实施。

(7) 完成院管会和院长赋予的其他职责。

二、管理职能

(1) 树立"以人为本"的管理理念，营造良好的人力资源开发环境。

(2) 树立战略观念，确立与医院发展相适应的人才发展战略和人才规划发展战略。

(3) 建立科学而有效的激励机制。

（4）培养高素质的人才管理队伍。

（5）贯彻以医院文化为导向的人力资源管理思想，注重并加强医院文化建设，营造有利于员工发挥创造才能的环境。

人员招聘流程

一、人员招聘流程图

人员招聘流程如图 20-1 所示。

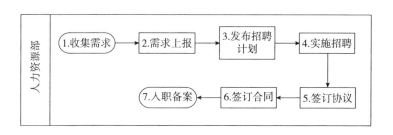

图 20-1　人员招聘流程

二、流程详细说明

（1）人力资源处发布需求计划书，科室填写上报，人力资源处进行需求汇总，并请示院领导，最终确认需求。

（2）登录人社局网站填报需求并备案，纸质版和电子版上报医管局、卫生健康委。

（3）向社会公布招聘计划。

（4）经过投简历、笔试、面试、体检等确认最终人员，公示。

（5）签订三方协议，并上交医管局，发放派遣证、报到证、派档案。

（6）签合同，入职培训，办理入职手续。

（7）在医管局、卫生健康委、人社局备案，上报数据库。

办理人员调入手续流程

一、办理人员调入手续流程图

办理人员调入手续流程如图 20-2 所示。

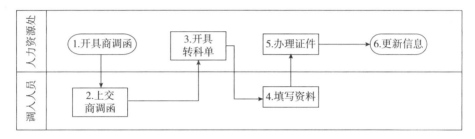

图 20-2　办理人员调入手续流程

二、流程详细说明

（1）人力资源处确认人员调入后，为其开具商调函。

（2）调入人员将商调函交其单位，办理调出手续。

（3）为新调入人员开出《调入人员转科单》，转入相关科室。

（4）新调入人员填写干部（职工）履历表、大卡。

（5）人力资源处为新调入人员办理工作证、胸卡。

（6）人力资源处将员工信息录入 OA 系统和《最新人员名单》，并更新 HR 系统信息。

办理人员调出手续流程

一、办理人员调出手续流程图

办理人员调出手续流程如图 20-3 所示。

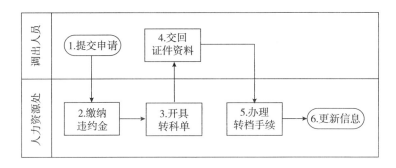

图 20-3　办理人员调出手续流程

二、流程详细说明

（1）申请调出人员提前一个月提出调出申请，等待领导批复。

（2）人力资源处查看申请调出人员所签订的《服务期协议书》，如服务期未满，按协议规定计算违约金，并通知调出人员交纳。

（3）调出申请批复同意后，人力资源处为申请调出人员开具《调出人员转科单》，申请人拿转科单到相关科室盖章。

（4）转科单盖完章后要交回人事处，人事处将其存档，并存档其他相关文件（若为辞职者，附辞职信，违约金缴款复印件），工作证、胸卡一起要交回人事处。

（5）人力资源处凭申请调出人员出示的商调函，为其办理转档手续。开行政介绍信、工资转移介绍信、档案转递通知单，档案封好，盖人事部门公章，交予申请调出人员。需要注意的是，档案转移单回执要收回人力资源处存档。

（6）人力资源处修改大卡、OA 人力资源系统及《最新人员名单》。

专业技术职称评聘流程

一、专业技术职称评聘流程图

专业技术职称评聘流程如图 20-4 所示。

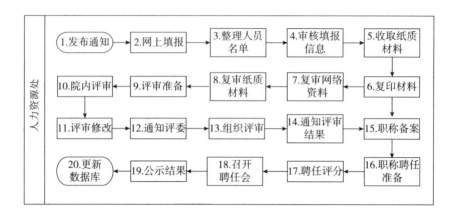

图 20-4　专业技术职称评聘流程

二、流程详细说明

（1）接到上级通知后，职称和聘任管理专员在 2 天内上报科室领导，拟定院内评审事宜时间进度表，改编通知，并制作成要点 PPT，发布在 OA 系统人事工作专栏内。同时，在院周会向全院各科室领导发布，短信通知所有科室领导。

（2）员工接到通知后，网络申报职称评审信息，不明之处，人力资源处提供解答。

（3）接到上级通知后，职称和聘任管理专员从三季名单中筛选出本年度具备申报资格的正高职称和副高职称人员名单。

（4）职工网上填报开始后，职称和聘任管理专员审核申报人员的所有信息，包括最高学历、职称、任职年限、论文、下乡、下社区等，对不符合要求的电话通知修改，反复退回，并告知其是否通过初期审核。

（5）职称和聘任管理专员对于初审通过的人员，在院周会通知其上交纸质材料，同时建立短信群组，群发短信。

（6）职称和聘任管理专员复印申报人员人事档案中的部分资料，主要包括下乡、下社区证明、上年度年终考核表等。

（7）职称和聘任管理专员初步审核申请人员提交的纸质材料，并根据纸质材料复审网上申报的电子材料。

（8）职称和聘任管理专员按照纸质材料要求复审纸质材料，并盖章、签字、确认、封皮。

（9）职称和聘任管理专员通知职称申请人员制作汇报 PPT，并统一收集整理。同时，确认评委名单、评审分组，确定评审时间和地点等。

（10）职称和聘任管理专员组织院内初审。

（11）职称和聘任管理专员根据院内初审结果，确定评审人员，通知修改申报 PPT，并再次统一收集整理。

（12）职称和聘任管理专员通知评委评审时间、评审地点。

（13）职称和聘任管理专员组织评委进行评审，得出评审结果。

（14）职称和聘任管理专员通知评审结果。

（15）接上级通知，职称和聘任管理专员将本年职称评审结果备案。

（16）职称和聘任管理专员接到领导通知后，确定本年职称聘任工作安排及职数情况，聘任指导思想。

（17）职称和聘任管理专员根据评聘规则对评审通过的人员进行评分和排序，最终确定聘任人员名单。

（18）聘任人员名单确定后，人力资源处召开聘任会，进行聘任。

（19）人力资源处公示名单。

（20）人力资源处更改三季名单、数据库。

教学职称评聘流程

一、教学职称评聘流程图

教学职称评聘流程如图 20-5 所示。

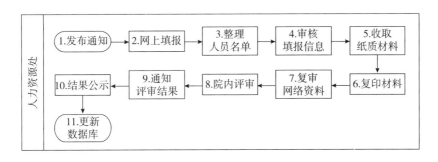

图 20-5　教学职称评聘流程

二、流程详细说明

（1）接到上级通知后，人力资源处在 2 天内上报科室领导，拟定院内评审事宜时间进度表，改编通知并制作成要点 PPT，发布在 OA 系统人事工作专栏内。同时，在院周会向全院各科室领导发布，短信通知所有科室领导。

（2）员工接到通知后，网络申报职称评审信息，不明之处，人力资源处提供解答。

（3）接到上级通知后，人力资源处从三季名单中筛选出本年度具备申报资格的正高职称和副高职称人员名单。

（4）职工网上填报开始后，人力资源处审核申报人员的所有信息，包括最高学历、职称、任职年限、论文、下乡、下社区等，对不符合要求的电话通知修改，反复退回，并告知其是否通过初期审核。

（5）人力资源处对于初审通过的人员，在院周会通知其上交纸质材料，同时建立短信群组，群发短信。

（6）人力资源处复印申报人员人事档案中的部分资料，主要包括下乡、下社区证明、上年度年终考核表等。

（7）人力资源处初步审核申请人员提交的纸质材料，并根据纸质材料复审网络上申报的电子材料。

（8）人力资源处组织院内评审，得出评审结果。

（9）人力资源处通知评审结果。

（10）人力资源处公示名单。

（11）人力资源处更改三季名单、数据库。

工资管理工作流程

一、工资管理工作流程图

工资管理工作流程如图 20-6 所示。

二、流程详细说明

（1）工资津贴管理专员获得医院相关员工的个人信息和相关资料后，审

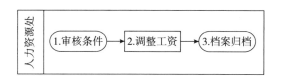

图 20-6 工资管理工作流程

核是否满足工资调整条件。

（2）员工资料审批无误后，根据相关标准调整员工工资。对于新入职员工，参考本人档案，依据最新的套改文件核算工资。

（3）工资调整完成后，相关文件整理入档。对于岗位工资或薪级工资变动的人员，工资和津贴管理专员填写其工资审批表，并归入档案。

考勤及津贴管理流程

一、考勤及津贴管理流程图

考勤及津贴管理流程如图 20-7 所示。

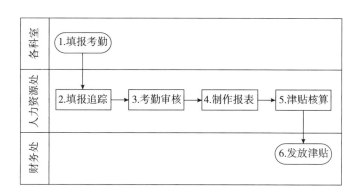

图 20-7 考勤及津贴管理流程

二、流程详细说明

（1）人力资源处每月 25 日前开放 OA 系统的考勤填报。对于法定节假日，OA 系统在节假日之前三个工作日开放，由各科室上报值班人员信息。

（2）次月 5 日，查看考勤填报状况，催促未填报考勤员完成填报，催促未审核主任审核考勤。对于法定节假日，次月 5 日前，各科室还需将节日值班表纸质版交人力资源处。

（3）各科主任考勤审核后，人力资源处再次查看考勤填报情况，判断是否有明显错误，请假人员是否有假条。如有问题，提醒考勤员及科主任修改，确认无误后考勤生效。

（4）全院考勤生效后，导出考勤报表至外网，若有科室需要，则并发给有需要的科室。对于法定节假日，人力资源处将各科室节日值班表汇总发至门诊部和院办 OA 邮箱。

（5）考勤报表生效后，人力资源处根据科室员工请假结果，依据员工手册扣领规则，计算每月车贴和饭补，计算津贴补贴扣除和工资扣罚，核定管理岗位及管理津贴是否相符、准确。同时，在每年 6~9 月，会根据员工出勤情况计算防暑降温费，高温科室发放高温补贴。对于法定节假日，人力资源处将根据各科室节日值班表核算值班人员补贴。

（6）人力资源处将员工补贴核算完成，检查无误后，将报表发送至财务处，财务处根据报表发放员工补贴。

节日值班补贴流程

一、节日值班补贴流程图

节日值班补贴流程如图 20-8 所示。

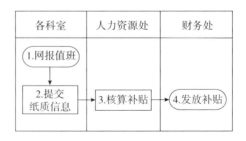

图 20-8　节日值班补贴流程

二、流程详细说明

（1）节前 3 天，人力资源处通过 OA 开放填报权限，各科室上报值班人员信息。

（2）次月 5 日前，各科室上报节日值班表纸质版，交人力资源处。

（3）人力资源处按补贴方案，核定各科室节日值班信息，计算补贴额度，交财务处。

（4）财务处在科室相应绩效中扣除节日补贴金额后，将节日补贴发放至个人。

探亲假报销流程

一、探亲假报销流程图

探亲假报销流程如图 20-9 所示。

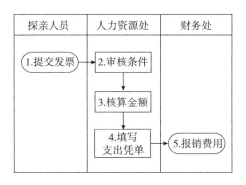

图 20-9　探亲假报销流程

二、流程详细说明

（1）探亲职工向人力资源处提交车票。

（2）人力资源处根据相关文件，审核是否满足相关报销条件。

（3）人力资源处根据相关报销标准，计算报销金额。

（4）人力资源处根据报销金额填写支出凭单，主任签字，经办人签字，交财务处。

（5）财务处根据支出凭单报销探亲费用。

夫妻两地分居办理落户手续流程

一、夫妻两地分居办理落户手续流程图

夫妻两地分居办理落户手续流程如图 20-10 所示。

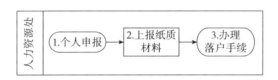

图 20-10　夫妻两地分居办理落户手续流程

二、流程详细说明

（1）在接到上级通知后，通知申请人在申报系统上填报个人信息。

（2）上级部门网上审核个人信息后，通知个人按文件要求上报纸质材料，按顺序整理上报。

（3）上级部门批准落户申请后，申请人拿着批准文书分别到公安局办理落户手续，到存档单位办理档案转移手续。

医疗保险办理工作流程

一、医疗保险办理工作流程图

医疗保险办理工作流程如图 20-11 所示。

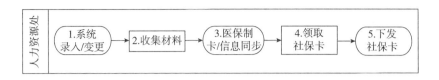

图 20-11 医疗保险办理工作流程

二、流程详细说明

（1）针对医疗保险申请人的不同情况，在相关信息系统做信息录入或变更，分以下四类情况。①新入职人员，无医疗保险者：网上申报系统做新参统，并打印个人信息登记表。②新入职人员，有一老卡一小卡人员：网上申报系统做医疗新参统。③有其他保险，无医疗保险者：四险做转入，在医疗企业版软件中做个人信息录入后，报盘，并打印个人信息登记。④调入人员：网上申报系统做转入。

（2）针对医疗保险申请人的不同情况，收集办理医疗保险所需的各类材料，分以下四类情况。①新入职人员，无医疗保险者：需提交身份证复印件一份、派遣证原件和复印件各一份、个人信息变更表一份（加标识用）。②新入职人员，有一老卡一小卡人员：需提交派遣证原件和复印件各一份，个人信息变更表一份（加标识用）。③有其他保险，无医疗保险者：需提交行政介绍信复印件、个人信息变更表一份（加标识用），户口本首页和本人页复印件一份、身份证复印件。④调入人员：需提交行政介绍信复印件一份、个人信息变更表一份（加标识用）。

（3）将各类材料集齐后，于每月 5~25 日到社保中心办理制卡或将医保卡同步，分以下四类情况。①新入职人员，无医疗保险者：办理制卡。②新入职人员，有一老卡一小卡人员：办理增加标识，并将医保卡同步。③有其他保险，无医疗保险者：办理增加标识，并将医保卡同步。④调入人员：办理制卡。

（4）提交资料后约 1~2 个月，凭社保登记证到社保中心××室领取社保卡。

（5）将社保卡下发到员工手中。

异地医药费报销工作流程

一、异地医药费报销工作流程图

异地医药费报销工作流程如图 20-12 所示。

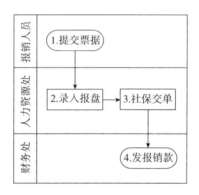

图 20-12　异地医药费报销工作流程

二、流程详细说明

（1）异地医药费报销人员向人力资源处提交医疗相关票据。①已办理异地安置人员：需提交门诊/住院病历、收据、明细、底方、医保卡。②未办理异地安置人员：一般此类人员为临时外出人员，若发生异地急诊或住院费用，可以报销。但需提供医院出具的外出证明、急诊诊断证明、急诊病历、收据、明细、底方、医保卡。急救车上使用的药物、耗材等可按急诊手工报销，车费、出诊费不可报销。③若医保卡丢失，需要报销药费的，需在补办完医保卡后，凭临时卡、补办后的医保卡、收据、明细、底方按手工报销程序报销。

（2）保险管理专员根据申请人提交的票据，在企业版软件中录入门诊/急诊/住院费用后，报盘，并打印手工报销单一份。

（3）录入报盘完成后，每月 5~20 日到所在社保×楼窗口交单，1 周后取回医保卡。

（4）社保中心审核资料后，完成报销，发放报销款。①对在职职工，药费报销到医院账户后，可全部打入个人账户中；②对退休职工，药费直接打入个人医保卡中，一代医保卡及办理异地就医人员费用打入到医保存折及异地存折中。

工伤保险报销及工伤认定工作流程

一、工伤保险报销及工伤认定工作流程图

工伤保险报销及工伤认定工作流程如图 20-13 所示。

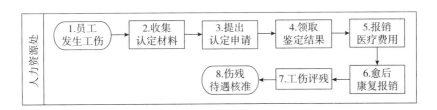

图 20-13　工伤保险报销及工伤认定工作流程

二、流程详细说明

（1）职工发生工伤损害后，就医治疗，自行全额垫付医疗费用。

（2）职工发生工伤损害后，及时报人力资源处。人力资源处集齐工伤认定相关材料，包括工伤认定申请表两份、授权委托书、报送人身份证复印件、工伤人员身份证复印件、工伤报告、受伤经过、诊断证明原件及复印件、用人单位法人证书复印件、聘用合同原件及复印件等材料。

（3）人力资源处在工伤损害后 30 日内，携工伤认定材料到所在城区的工伤科提出工伤认定申请，工伤科在提交材料后 30 日内做出工伤认定结论，并通知人力资源处。

（4）接到通知后，保险管理专员去工伤科领取工伤认定结论书及工伤证。

（5）工伤证发放后，做工伤登记，填写工伤保险医疗费用手工报销申报表 1 份，并将工伤证复印件（初次报销的需工伤认定书复印件）、诊断证明复

印件、医疗费用收据和底方一并交社保中心工伤费用报销处，等待报销。报销费用打入医院账户后，医院将费用打入个人账户，完成报销。做完工伤登记后，再复诊的工伤职工可用医保卡在工伤定点医疗机构实时结算，不用报销费用。

（6）工伤人员康复，需向工伤科申请后，方可去指定医院康复。如需辅助器具，得向工伤科提起申请，到工伤科指定的地点购买。工伤人员住院期间，可得到住院伙食补助费，但需到人力资源处提交××市工伤保险住院伙食补助费待遇申领表一份，工伤证复印件，住院收据及诊断证明复印件（有住院日期），然后人力资源处每月 5~20 日到所在社区的社保工伤支付处办理报销。

（7）工伤职工经治疗伤病情相对稳定、停工留薪期满后，可进行劳动能力鉴定申报。工伤评残需提交以下申报材料：《劳动能力鉴定、确认申请表》1 份、《工伤证》原件及复印件，《工伤认定申请表》及《工伤认定结论书》原件，首次诊断证明（无首次诊断证明的要求写说明）原件复印件，近期的诊断证明、相关病历、检查结果的原件及复印件，工伤职工及经办人员的身份证复印件，以上全部需要加盖单位公章。

（8）工伤评残完成定级后，可申请相应伤残待遇。①核准伤残待遇需提交以下申报材料：《劳动能力鉴定、确认结论通知书》原件及复印件一份、《认定工伤决定书》复印件一份、工伤证原件及复印件一份、《××市职工工伤信息变更表》、受伤前 12 个月平均缴费工资证明。②核准待遇当月的 21~27 日领取《××市工伤保险基金支付月报表》。伤残补助将全部打入医院账户，之后由医院全部打入职工工资卡。

生育费用报销工作流程

一、生育费用报销工作流程图

生育费用报销工作流程如图 20-14 所示。

二、流程详细说明

（1）职工将产前检查、生产住院、流产发生费用的相关医疗票据提交至

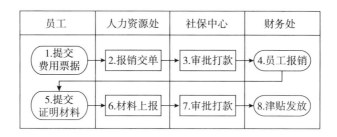

图20-14 生育费用报销工作流程

人力资源处。①产前检查。产前检查须全额结算,生产后将收据、明细、底方、结婚证、出生证、生育服务证、诊断证明四项的复印件提交人力资源处,填写生育保险手工报销单。②生产住院。本人使用医保卡实时结算,无须报销。如因本人原因无法实时结算者,要将全额结算证明(外地的需提供医院等级资质)、收据、明细、结婚证、出生证、生育服务证、诊断证明四项的复印件提交人力资源处,填写生育保险手工报销单。③流产。流产时需全额结算,不过结算前要将结婚证和诊断证明复印件提交人力资源处,填写生育保险手工报销单。

（2）人力资源处每月1~20日交社保中心生育报销处报销,提交相关材料。

（3）社保中心生育报销处审核资料后,完成报销,发放报销款到医院账户。

（4）医院财务处将报销款打入职工工资卡。

（5）职工生产或流产第三个月,可申报生产生育津贴,提交相关材料到人力资源处。①生产生育津贴申报时需要提供结婚证、出生证、生育服务证、诊断证明四项的原件及复印件,符合晚育者填写《××市申领生育津贴人员信息登记表》(晚育类表格),非晚育(或二胎)者需填写《××市申领生育津贴人员信息登记表》(非晚育类),男职工需填写晚育表表格。②流产者生育津贴申报时需提供结婚证、诊断证明两项的原件及复印件,填写××市申领生育津贴人员信息登记表(流产类)。

（6）人力资源处集齐相关材料,于每月5~20日到所在城区的社保中心×楼办理申报。

（7）社保中心审核资料后,发放津贴到医院账户。

（8）医院财务处将津贴打入职工工资卡。

保险在职转退休工作流程

一、保险在职转退休工作流程图

保险在职转退休工作流程如图 20-15 所示。

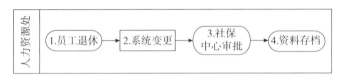

图 20-15　保险在职转退休工作流程

二、流程详细说明

（1）人力资源处收到员工提交的退休相关文件，确定退休。

（2）在职人员退休当月，人力资源处将医疗及四险做在职转退休变更。在企业版软件中做四险减员，然后报盘，打印《××市社会保险参保人员减少表》2 份；同时，在企业版软件做医疗在职转退休，然后打印《基本医疗保险参保人员在职转退休明细表》2 份。

（3）人力资源处带着 2 份《××市事业单位工作人员退休审批表》和 3 份《基本医疗保险视同缴费年限认定审批表》，到所在城区的社保中心×楼××室审批，之后到×楼柜台拿×号办理手续。同时本人医保卡要做同步。

（4）将审批盖章后的《××市事业单位工作人员退休审批表》1 份、《基本医疗保险视同缴费年限认定审批表》1 份留存于档案中。

法人年报流程

一、法人年报流程图

法人年报流程如图 20-16 所示。

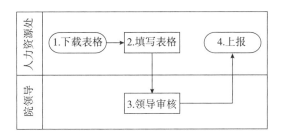

图 20-16　法人年报流程

二、流程详细说明

（1）根据医管局通知，登录相应网站，下载法人年报表格。

（2）根据年报表格需要，从财务处获取当年财务信息，从院办获取当年工作总结等相关信息。并完成年报初稿。

（3）将年报初稿交领导审核，院长签字。

（4）将年报纸质版、电子版上报至医管局。年报中需要附其他相关资料的，一并提交。

档案查阅流程

一、档案查阅流程图

档案查阅流程如图 20-17 所示。

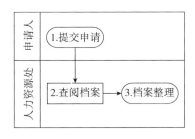

图 20-17　档案查阅流程

二、流程详细说明

（1）档案查阅方提交查阅申请。若查阅方为单位，查阅人员必须是中共党员，还需提交查阅人的介绍信及工作证或身份证；若查阅方为个人，向人力资源处提交档案摘抄表。

（2）根据需求，查阅文档。若查阅人为单位，则在阅档室阅档，阅档后及时归档，原则上人事档案不能拿出档案室，查阅完成后需要在借阅档案登记本中登记；若查阅人为个人，人力资源处可用档案摘抄表为其查阅并摘抄即可。

（3）查阅完成后，对档案进行整理，重新归档。并定期整理干部档案，定期更换档案盒。

第21章

科研处职能与关键流程

科研处职能介绍

一、工作职责

（1）组织科技成果的鉴定、登记与申报，促进成果转化与推广应用。

（2）负责医院研究机构的建设与管理。负责全院科研工作业绩的考核评估。

（3）组织全院科技人员论文的审修，促进医院高质量论文的产出。组织院内外科研协作与科技交流，组织举办医院各种学术会议活动。

（4）建立和管理科研档案、科技报表，负责全院科研信息的收集、分析、利用和宣传。负责全院各类科研经费的管理，督促各类科研经费管理制度的执行。

（5）负责博士、硕士研究生的培养，研究生导师的审核及管理工作。

二、管理职能

（1）根据国家科技政策和导向，准确把握科技战略需求与世界科技前沿，为医院制订中长期科技发展规划提供决策依据，并根据年度科技工作计划，完成组织实施。

（2）不断深化科技管理体制改革，制定适合医院具体情况和发展要求的各项管理制度与政策，逐步形成与国家先进水平接轨的科技管理运行机制，为全院科技工作创造良好的环境。

（3）根据学科发展动态，结合实际，形成本院重点学科建设规划，为医院决策提供依据，支持和推动医院重点学科的建设与发展。

（4）积极拓宽科研项目来源渠道，负责各类科研项目的导向、组织、申报与管理。

组织科研项目申报流程

一、组织科研项目申报流程图

组织科研项目申报流程如图 21-1 所示。

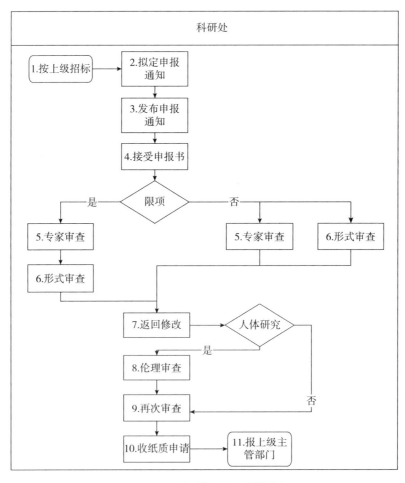

图 21-1　组织科研项目申报流程

二、流程详细说明

（1）按照上级科研主管部门，如××市医管局、卫生健康委、中医药管理局、教委等发布的招标指南要求，处长与项目管理科员确定申报人条件，确定通知范围。

（2）根据实际情况，科研项目管理专员在上级部门的招标指南基础上拟定医院申报通知。要求申报截止日期一般比上级部门规定的日期提前1~2周，预留出形式审查、专家评审、伦理审查、标书修改的时间。

（3）科研项目管理专员向医院各科室下发拟定申报通知。通知形式为邮件+OA平台短信，必要时将申报通知挂OA、科研处公邮，重要项目电话通知申报者。通知范围包括科室负责人、科室秘书及符合条件的申报者。

（4）科研项目管理专员在规定的时间接收电子、纸质申报书并进行整理汇总，对于申报书电子版与纸质版不一致的情况，通知申报者修改。

（5）科研处组织相关领域、富有经验的专家阅读申报书，对申报者进行评审。评审主要内容为：根据项目招标指南，对项目的创新性、可行性、研究内容、技术路线、前期工作基础、统计学方法、课题组成员及经费预算等进行论证，并提出修改、评审意见。①若课题为限项上报的，应同时请专家评审打分，必要时组织申报者答辩，按照专家评分排序，择优上报。专家评审通过后，方可进行形式审查。②若课题为不限项上报的，在接收到申报书后可立即进行形式审查，同时进行专家审查，不分先后。③若课题级别较低且不限项的，可以不组织专家审查，如果组织专家辅导，应预留1周时间给申报者修改标书。

（6）科研项目管理专员根据申报指南、任务书填写要求、经费管理规定等制度，对收集到的申报书进行形式审查，指出存在的问题。

（7）科研项目管理专员将专家审查意见和形式审查意见返给申报者，通知申报者修改申报书至符合要求。

（8）根据医院规定，凡是涉及人体的研究均需通过伦理审查后方可上报，科研处科研项目管理专员应通知相关申报者，提前1周将伦理审查材料交至伦理委员会进行审查。未审查或者未通过伦理审查者将不能申报。

（9）科研项目管理专员再次收集申报者修改后的申报书电子版，再次进行形式审查，审查的重点是申报人是否对专家审查意见和形式审查问题做出修改，是否附伦理批件。

（10）对于二次审查合格的申报书，科研项目管理专员通知其按要求上交纸质版申报书，检查打印装订、签字盖章等是否符合要求，版本号和电子版是否一致。以下几种情况为不合格：单双面打印、缺少目录、装订方式有误、缺少签字盖章、版本号和电子版不一致、份数不符合规定。

（11）科研项目管理专员将检查合格的申报书纸质版按时交至上级管理部门，电子版按要求发送指定邮箱或通过系统上传。

局级以下科研项目立项、过程管理、验收流程

一、局级以下科研项目立项流程

（一）局级以下科研项目立项流程图

局级以下科研项目立项流程如图 21-2 所示。

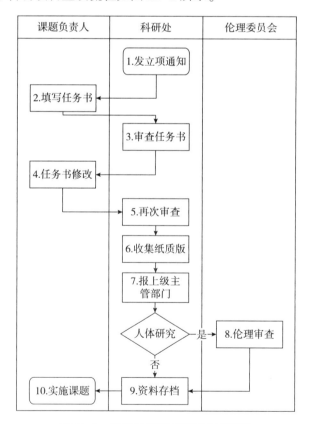

图 21-2　局级以下科研项目立项流程

（二）流程详细说明

（1）科研处接到课题立项通知后，科研项目管理专员为相关课题负责人下发《立项通知书》。

（2）相关课题负责人在 20 个工作日内按要求填写完毕，并提交《课题合同书》或《课题任务书》和《科研课题经费使用预算表》，科研处在其填写过程中进行指导监督。

（3）科研项目管理专员按照约定时间收齐上交的任务书，审查是否按规定格式填写，是否和申报书一致，经费预算是否符合相关规定，并提出相应的审查意见。

（4）科研项目管理专员将审查意见返给课题负责人，课题负责人根据意见进行修改。

（5）科研项目管理专员收集项目负责人修改后的任务书，再次审查直至合格。

（6）对于二次审查合格的任务书，科研项目管理专员通知其按要求上交纸质版任务书，检查打印装订、签字盖章等是否符合要求。以下几种情况为不合格：单双面打印、缺少目录、装订方式有误、缺少签字盖章、版本号和电子版不一致、份数不符合规定。

（7）科研项目管理专员将检查合格的任务书纸质版按时交至上级管理部门，如××市医管局、卫生健康委、中医药管理局、教委等，电子版按要求发送指定邮箱或通过系统上传。

（8）根据医院规定，凡是涉及人体的研究均需通过伦理审查后方可实施。科研项目管理专员通知相关课题负责人，提前 1 周将伦理审查材料交至伦理委员会。未审查或者未通过伦理审查者将不能实施。

（9）将课题信息补充至《纵向课题一览表》中，为该课题建立档案盒，将上级主管单位盖章返回的任务书、伦理批件、合同等纸质档案原件归档，通知课题负责人存好复印件。

（10）科研处项目管理人员通知课题负责人按照任务书（合同书）完成各项任务，定期对项目的进度及质量进行自查，发现问题，及时解决，按要求报送各种报表，并接受医院科研处及课题招标单位的检查、考核。

二、局级以下科研项目过程管理流程

（一）局级以下科研项目过程管理流程图

局级以下科研项目过程管理流程如图 21-3 所示。

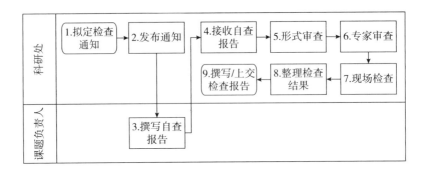

图 21-3　局级以下科研项目过程管理流程

（二）流程详细说明

（1）科研项目管理专员在上级通知的基础上，拟定医院通知，要求课题负责人提交自查报告，对课题进度、阶段性成果、经费使用情况进行总结，截止日期一般比上级部门规定的日期提前 1 个月，以预留出专家评审、现场检查的时间。

（2）科研项目管理专员向在研项目负责人发布中期检查通知、自查报告模板，通知形式为邮件+OA 平台短信，同时将申报通知挂 OA、科研处公邮。发完邮件后应及时用短信或电话提醒对方查收。

（3）课题负责人根据要求撰写自查报告。报告中需说明课题有关研究计划、内容更改、主要研究人员变动、协作关系的变更、项目中止、延期或暂停等事项。

（4）科研项目管理专员在规定的时间接收自查报告，对于未在规定时间内提交自查报告的课题负责人，电话督促其尽快提交。

（5）科研项目管理专员对收集到的自查报告进行形式审查，看其是否按照规定的要求填写、是否有缺项，并负责整理汇总。

（6）科研项目管理专员联系专家，并将自查报告按专业分配给专家评审打分。专家分配时注意避开同科室专家，每名专家审 8~10 份为宜。

（7）科研处到课题组现场检查实验记录、CRF 表，并进行打分。同时，询问课题组成员研究进展及遇到的问题，及时联系解决。

（8）科研项目管理专员整理专家评分及现场检查结果，将专家意见返至课题组整改。部分科研人员存在"重申报、轻实施"的现象，拿到课题后往往拖延实施，研究进展滞后、经费支出拖延、成果产出缓慢，造成不良影响。加强课题过程管理，督促其按照任务书严格执行，必要时采取惩罚措施如冻结其经费使用，以促使其尽量按时保质完成课题研究。

（9）科研项目管理专员撰写检查报告，提交至上级主管部门审批确认。自查报告未经审批者，仍按原计划执行。

三、局级以下科研项目验收流程

（一）局级以下科研项目验收流程图

局级以下科研项目验收流程如图 21-4 所示。

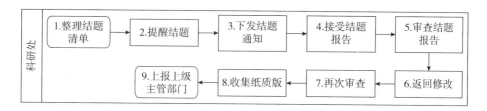

图 21-4　局级以下科研项目验收流程

（二）流程详细说明

（1）根据课题一览表，科研项目管理专员在年初整理出本年度应结题项目清单。整理时，注意不能遗漏往年延期的项目。

（2）科研项目管理专员以邮件和 OA 短信方式通知项目负责人整理研究内容，梳理研究成果，做好结题准备，必要时电话通知。尤其注意中期检查时进展缓慢的课题，提醒负责人加快进展，按时结题。

（3）接到上级主管部门的结题验收通知后，科研项目管理专员及时将通知下达至相关课题负责人，并要求其提前 1~2 周提交结题报告，预留出审查修改时间。

（4）科研项目管理专员在规定的时间接收自查报告，对于未在规定时间内提交自查报告的课题负责人，电话督促其尽快提交。

（5）科研项目管理专员对结题报告进行形式和内容审查，包括是否按照规定的格式填写，对照任务书检查其是否完成预期研究目标。

（6）科研项目管理专员将审查不合格的结题报告返回项目负责人，明确标出修改意见，责令其在规定时间内完成修改，再次提交。

（7）科研项目管理专员收集项目负责人修改后的结题报告，再次审查。

（8）对于审查合格的结题报告，科研项目管理专员通知其按要求上交纸质版结题报告，检查打印装订、签字盖章等是否符合要求，是否和电子版一致。以下几种情况为不合格：单双面打印、缺少目录、装订方式有误、缺少签字盖章、版本号和电子版不一致、份数不符合规定。

（9）科研项目管理专员将检查合格的结题报告纸质版按时交至上级管理部门，电子版按要求发送指定邮箱或通过系统上传。

横向课题管理流程

一、横向课题管理流程图

横向课题管理流程如图 21-5 所示。

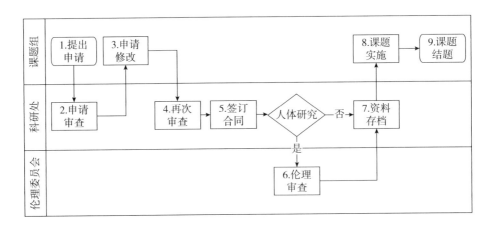

图 21-5　横向课题管理流程

二、流程详细说明

（1）课题负责人与协作方达成协作意愿并经本科室同意后，向科研处提出研究申请，出示双方初拟的合同。

（2）科研处审查科研合同，审查内容：合作内容、时间、验收标准、经费预算支出范围及支付方式、成果归属、违约责任是否签署明确。协作方必须向医院提供足够的科研经费，相关的研究方案，否则不予立项。国际合作课题必须报请主管院长、院长审批同意。

（3）科研项目管理专员将审查不合格的合同返回课题负责人，明确标出修改意见，责令其在规定时间内完成修改，再次提交。

（4）科研项目管理专员再次审查修改后的合同，确定修改合格后才能使用。

（5）对于审查合格的合同，科研项目管理专员通知课题负责人完成打印、甲乙双方签字盖章等程序。经费预算作为合同的附件需附后，且需要甲方负责人签字或加盖单位公章。

（6）根据医院规定，凡是涉及人体的研究均需通过伦理审查后方可实施，科研处科研项目管理专员应通知相关课题负责人，提前 1 周将伦理审查材料交至伦理委员会。

（7）将课题信息补充至《横向课题一览表》中，为该课题建立档案盒，将合同、伦理批件、课题任务书等纸质档案原件归档，通知课题负责人存好复印件。

（8）科研处项目管理人员通知课题负责人按照合同完成各项任务，定期对项目的进度及质量进行自查，发现问题，及时解决，按要求报送各种报表，并接受医院科研处的检查、考核。

（9）课题组完成研究任务后，应及时撰写结题报告，接受甲方验收，将结题报告书交至科研处存档。

医院内课题管理流程

一、医院内课题管理流程图

医院内课题管理流程如图 21-6 所示。

二、流程详细说明

（1）根据医院年度规划，制定本年度院内课题招标指南，向各科室招标，发布招标指南、申报书模板，在院周会上做出通知，给科主任发邮件和 OA 平台短信，同时将申报通知挂 OA、科研处公邮。

（2）科研项目管理专员在规定的时间接收电子、纸质申报书，并进行整理汇总。

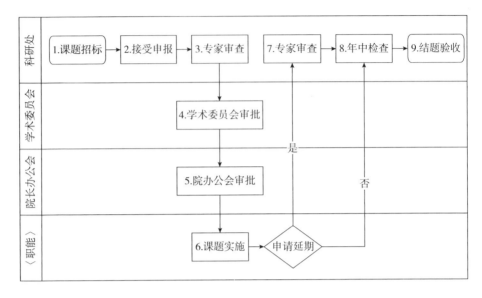

图 21-6　医院内课题管理流程

（3）组织相关领域、富有经验的专家阅读申报书，对申报者进行评审。根据项目招标指南，对项目的创新性、可行性、研究内容、技术路线、前期工作基础、统计学方法、课题组成员及经费预算等进行论证，并提出修改、评审意见，并请评审专家对申报书打分，必要时组织申报者答辩，按照专家评分排序。

（4）将按照专家评分排序的项目报送学术委员会，产生立项名单。

（5）将最终立项名单报送院长办公会审批。

（6）审批通过后，课题组根据申报书实施课题。

（7）在实施过程中，若课题有关研究计划、研究内容更改，主要研究人员变动、协作关系的变更，或者出现项目中止、延期或暂停等问题，均需向科研处呈报研究变更申请，科研处组织专家审查是否批准。未经审批者仍按原计划执行。

（8）按照课题任务书的约定，科研处对在研项目进行过程管理。项目负责人必须提交中期进展报告书，并接受现场检查。一般每半年检查一次，目的是监督项目确保其按期保质完成。

（9）根据项目任务书约定，对到达结题时间的课题进行验收。科研项目管理专员要求课题负责人提交结题报告书，并对照任务书检查是否实现预期研究目标。对于按计划完成研究的课题予以结题。为预防项目延期，每年年初整理出本年度结题项目名单并挂OA，督促项目负责人梳理研究成果，按时结题。

医院内科研交流与培训流程

一、医院内科研交流与培训流程图

医院内科研交流与培训流程如图 21-7 所示。

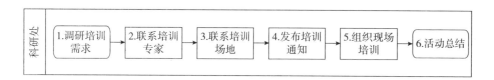

图 21-7 医院内科研交流与培训流程

二、流程详细说明

（1）科研处定期向科室征集科研培训需求，采用问卷、电话、微信群等调查方式，每年 7~8 月组织"科技活动周"，平时按需举办学术讲座。

（2）整理调研结果，筛选、确定相关领域专家，确定培训时间、主题，从科研课题设计、科研论文撰写、科研成果申报等方面组织培训。

（3）联系院办并预定培训场地。一般根据培训主题预估参加培训人数，预定大小合适的教室，并提前沟通教室所需具备的培训条件。

（4）提前 1~2 周向科室发布培训通知，形式包括海报、OA 短信、邮件、电话等，在活动前一天再次提醒，确保培训的通知到位。

（5）根据培训安排，培训组织者在培训开始前 30 分钟做好会场准备：确认电脑、投影仪等教学设备可以使用；安排老师和学员提前进入会场，确保培训准时开始；安排培训主持人做会议沟通。为保证良好的培训效果，学员需要纸质签到，组织者要维护好课堂纪律。

（6）对本次活动效果进行总结，归纳经验及不足，并对工作流程进行梳理，避免下次发生同类问题。

医院外部科研交流与培训流程

一、医院外部科研交流与培训流程图

医院外部科研交流与培训流程如图 21-8 所示。

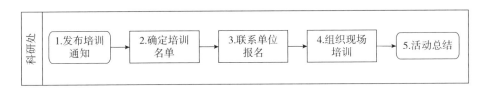

图 21-8 医院外部科研交流与培训流程

二、流程详细说明

（1）若组织职工外出参观或交流、培训，则提前与对方联系好时间、地点、参观内容，然后拟定并发布通知。若参加由外单位举办的培训班，这种情况直接把培训班通知下发给各科室即可。

（2）科研处培训管理负责人提前 2~3 天整理好报名学员名单，并电话与本人确认。

（3）与参观交流或培训单位电话联系报名事宜，确定行程及内容。

（4）若在本市交流，可提前 1 周联系司机班订车，确定领队人员，组织学员当天提前 10 分钟到达司机班集合，前往参观交流单位，期间由领队人员维护好团队纪律；若在外地或者学员单独前往培训地点，应在培训前 1 天再次提醒学员时间、地点、注意事项，并和对方沟通好本院人员的接待事宜。

（5）对本次活动效果进行总结，归纳经验及不足，并对工作流程进行完善，避免下次发生同类问题。

国家中医药管理局标准化项目管理流程

一、国家中医药管理局标准化项目管理流程图

国家中医药管理局标准化项目管理流程如图 21-9 所示。

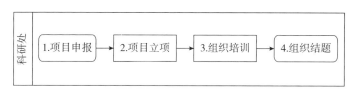

图 21-9 国家中医药管理局标准化项目管理流程

二、流程详细说明

（1）科研处依据国家中医药管理局发布的标准化项目申请指南，对立项科室布置招标具体准备工作，并重点强调指南要点，保证项目申报的准确性。

（2）科研处依据国家中医药管理局发布的立项通知，对立项科室沟通培训任务书填写标准和相关经费问题。

（3）在课题启动后，科研处会组织相关临床科室具体负责人以专家讲座的方式进行课题相关知识的培训。

（4）根据国家中医药管理局发布的结题通知，科研处对到达结题时间的课题进行验收，要求课题负责人提交结题报告书，并对照任务书检查是否实现预期研究目标，对于按计划完成的课题研究给予结题。

省部级以上课题管理流程

一、省部级以上课题管理流程图

省部级以上课题管理流程如图 21-10 所示。

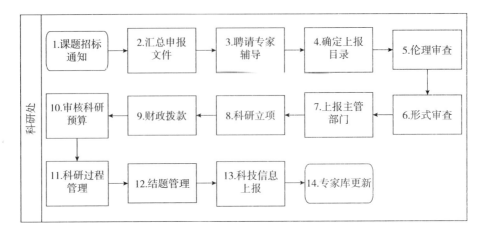

图 21-10　省部级以上课题管理流程

二、流程详细说明

（1）科研处编辑招标通知，通知业务科室主任和科秘。重要课题招标会在院周会通知，并挂 OA 科研专栏进行告知。一般科研处在接相关课题招标通知后 2 天内通知。

（2）科研处按招标通知的时间节点收集申报文本初稿。国自然时间节点提前 3 个月收集，需要过伦理委员会和院内专家筛选的项目提前 2 周收集，其他项目提前 1 周收集。

（3）科研处联系科研辅导人员，对参加辅导的人员、辅导专家进行确认。同时，确认培训场地，对培训分组、排序，做签到表，拟定书面通知，通知专家及培训人员等对培训组织工作做最终确认。专家辅导活动包括以下工作。①布置会场：安排培训电脑、投影仪、话筒、桌签、签到表、笔、申报文本、相机、茶水等。②院内辅导：参加人员提前 10 分钟到场，签到；院外辅导，参加人员提前半小时到场，签到。③接专家入场，签到，培训后付给专家培训费用。④培训后现场询问参加辅导人员对专家辅导的满意度。⑤辅导结束，收集专家书面意见。⑥送专家离场，整理会场。

（4）汇总专家辅导意见，或对专家打分进行排序，请示领导确认最终上报名单，通知申报人。

（5）通知申报人向伦理委员会秘书提交伦理申报材料，通知伦理委员会秘书需要过伦理名单。

（6）科研处对上报材料进行形式审查，返申报人修改意见，按照规定时间收集修改后标书。

（7）通知申报人打印纸质版申报材料，签字盖章（财务、审计等章）；打印申报一览表，统一盖院章法人章。将资料汇总，向主管部门报送材料。

（8）接课题招标单位立项通知，更新《上级拨款通知一览表》，课题招标单位立项通知归档入《省部级以上课题经费通知》文件夹。组织中标项目组填报任务书、合同书、计划书，完成后统一上报课题招标单位。带任务书等资料返回建立档案盒。

（9）接财务拨款通知后，新建立一个账户名称，更新《纵向课题一览表》到财务处签账。

（10）科研处起草《课题立项通知书》，用邮箱和 OA 短信的方式通知课题负责人，要求课题组收到《课题立项通知书》20 日内在预算系统预算经费。科研处按任务书审核预算系统中的经费预算。临床研究课题需通过医院伦理委员会审查后方可实施。

（11）科研项目的过程管理分为以下几种情况：①对 50 万元以上的重大课题，每季度对课题进度、实验记录、阶段性成果、经费使用情况进行检查，检查结果归档；②对国自然、市自然课题，每半年对课题进度、实验记录、阶段性成果、经费使用情况进行检查，检查结果归档；③其他省部级课题，每年年中对课题进度、实验记录、阶段性成果、经费使用情况进行检查，检查结果归档；④对课题研究过程中的变更事宜、经费使用等情况咨询，并让课题组解答，对相关申请进行审核并上报课题的招标单位进行审批、备案等；将课题招标单位审核意见归档。

（12）科研处每年年初整理当年结题项目清单，挂科研处公邮。课题到期前 2 个月，向课题组发结题提醒通知。到期前 1 个月，要求课题组根据课题招标单位相关要求向科研处提交结题相关材料。科研处对结题材料进行审核，上报课题招标单位，结题档案整理归档。

（13）根据课题招标单位及上级管理部门要求，统计相关科技信息（必要时通知相关科室提交信息并整理归纳），经科研处长审核后，上报，归档。

（14）每年度接上级单位通知，对相关专家库进行更新，包括增加新成员、专家库既有成员的信息更新等。

医院内制剂研发招标工作流程

一、医院内制剂研发招标工作流程图

医院内制剂研发招标工作流程如图 21-11 所示。

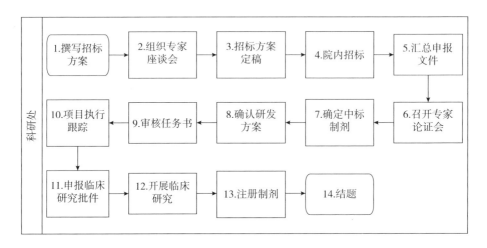

图 21-11　医院内制剂研发招标工作流程

二、流程详细说明

（1）根据国家市场监督管理总局、××市市场监督管理局院内制剂相关政策法规管理文件，学习厘清院内制剂申报、再注册、补充申请等相关政策法规和申报流程。此外，还需要完成三个任务：①制定工作流程图；②撰写制定院内制剂开发相关招标方案；③撰写院内制剂补充申请、含毒院内制剂再注册申请招标方案。

（2）科研处邀请××市市场监督管理局院内制剂注册处领导来院内讲解医疗机构制剂研发、申报、注册的常见问题，并邀请其做政策解读。这项工作可以细分为以下四个步骤：①科研处负责辅导专家和参加培训人员确认，定场地，分组，排序，做签到表，拟定书面通知，通知专家及相关人员。②布置会场，准备电脑、投影仪、桌签、签到表、笔、申报文本、相机、茶水等。③做好会议记录。④接专家入场，签到。送专家离场，收拾会场。

（3）科研处邀请药学专家、临床专家、方法学专家对院内制剂招标相关问题进行研讨，科研处根据研讨结果对招标方案进行修改，然后报医院主管领导定稿。

（4）在医院范围内进行招标，通知相关科主任、科秘，要求含毒院内制剂的使用科室必须参与申报。通知方式为：OA 科研专栏+科研处公邮+发送邮件+OA 短信+院周会通知。

（5）按招标通知的时间节点收集申报文本，整理申报一览表。

（6）科研处组织召开专家论证会，对申报文本进行论证。科研处需提前确认参加辅导人员、辅导专家，定场地、分组、排序，做签到表，拟定书面通知，通知专家及相关申报人员。需完成的任务包括以下四个方面：①布置会场，准备电脑、投影仪、桌签、签到表、笔、申报文本、相机、茶水等。②接专家入场，签到，付给专家培训费用。③记录专家论证会。每个申报的医院内制剂需现场进行处方论证和初步制备工艺讨论，并收集专家书面意见。④送专家离场，收拾会场。

（7）科研处汇总专家论证会意见，上报院领导，确认最终中标的医院内制剂项目名单，通知申报人。

（8）科研处对每个申报项目根据不同方向、目标，请专家进行顶层设计，确认最终研发方案。科研处负责专家、参会人员、培训场地及培训管理工作。

（9）申报人提交项目任务书，科研处对每个项目任务书进行审核，包括研究周期，预期目标，经费预算。科研处对项目任务书进行形式审查、审核，报批后存档。

（10）科研处每年对立项项目的进度、实验记录、阶段性成果、经费使用情况进行检查，检查结果归档；对研究过程中的变更事宜、经费使用等情况咨询，对相关申请进行审核，备案。

（11）科研处根据××市市场监督管理局相关要求，按《××市医疗机构制剂注册管理办法实施细则（试行）》附件 1 中的要求整理材料，上报××市药监局注册处，申报《医疗机构制剂临床研究批件》。

（12）科研处拿到《医疗机构制剂临床研究批件》后，申报人进行临床研究。

（13）科研处通知课题组整理研究资料，上报科研处，科研处组织审核，材料归档。

医学伦理委员会的组建、换届流程

一、医学伦理委员会的组建、换届流程图

医学伦理委员会的组建、换届流程如图 21-12 所示。

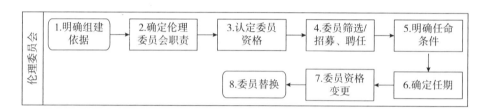

图 21-12　医学伦理委员会的组建、换届流程

二、流程详细说明

（1）根据相关指南建立伦理委员会。①相关法规和指南。原国家食品药品监督管理局 2003 年《药物临床试验质量管理规范》；世界卫生组织（WHO）2000 年《生物医学研究审查伦理委员会操作指南》；国家中医药管理局 2010 年《中医药临床研究伦理审查管理规范》；原国家食品药品监督管理局 2010 年《药物临床试验伦理审查工作指导原则》。②隶属关系。本伦理委员会隶属于××医院，可独立开展工作；医院伦理委员会办公室负责伦理委员会委员的招募，医院负责委员任命事项；伦理委员会组建文件在国家和××市市场监督管理局、卫生行政管理部门备案。

（2）确定伦理委员会职责：①伦理委员会负责对本院所承担实施的涉及人的生物医学研究项目进行审查。②伦理委员会审查的主要类别包括（但不限于）：药物临床试验（新药、中药保护、上市后再评价/研究）；医疗器械临床试验；各级临床科研项目；医疗新技术等。③审查职责。所有涉及人的生物医学研究项目的方案（或相关文件）都必须在研究开始以前提交伦理委员会审查，并获得批准；伦理委员会审查生物医学研究项目时，应履行以下基本职责：第一，独立的、称职的和及时的审查；第二，科学审查和伦理审查；

第三，初始审查和跟踪审查。

（3）伦理委员会的组成和能力应适应所审查项目的专业类别和数量，成员要具有不同的背景，以便对机构开展的研究活动进行全面和充分的审查。①委员资格包括：医药专业人员：具有副高以上技术职称的医学、药学专业人员；非医药专业人员：代表社区利益（公众利益）的人员；法律或伦理专业人员；外单位的人员（独立于机构/研究场所的人员）。②伦理委员会委员至少5人，应有不同年龄层次的代表，并有不同性别的委员；为保证伦理审查会议的法定到会人数中的专业资格类别符合要求，伦理委员会各专业资格类别的委员人数保证1~2名；伦理委员会委员是兼职的。

（4）医院伦理委员会办公室负责根据组建医学伦理委员会的有关法规和指南，采用公开招募的方式，结合有关各方的推荐并征询本人意见，确定委员候选人名单。①将伦理委员会委员候选人名单提交医院党委会审查讨论；②党选委员以××医院正式文件的方式任命；③伦理委员会组建文件在国家和××市市场监督管理局、卫生行政管理部门备案。

（5）接受任命的伦理委员会委员应同意参加有关生物医学研究的伦理道德和科学方面审查的初始培训和继续教育，参加考核并取得合格的成绩。接受任命的伦理委员会委员应同意并签署以下文件：①"委员声明"；②"保密协议"；③"利益冲突声明"。

（6）根据相关文件对伦理委员会成员进行任期管理。①伦理委员会每届任期3年；②为保证伦理委员会工作的连续性，维持和发展伦理委员会的专业知识，伦理委员会委员可以连任；③为不断吸收新的观点和方法，换届的新委员应有一定的比例，换届的新成员不少于总人数的20%。

（7）伦理委员会可以免去和取消委员资格，或接受委员的辞职。①伦理委员会委员可以通过向主任委员提交辞职信辞去其职位。②以下情况可以免去委员资格：因各种原因长期无法参加伦理审查会议者；未能通过伦理审查的培训考核，不能胜任伦理审查工作者；因年龄、健康或工作调离等原因，不能继续担任伦理委员会委员者。③因行为道德规范与委员资格相违背者（如与审查项目存在利益冲突而不主动声明者）等可以取消其委员资格。④免去或取消委员资格的程序：伦理委员会办公室或监察部门可以提出免去或取消委员资格的人员名单和理由；医院党委会讨论决定是否免去或取消委员资格；免去或取消委员资格以医院正式文件的方式公布；文件报国家和××市市场监督管理局备案。

（8）当委员辞职、被免去或取消资格，伦理委员会可以启动委员替换程序。根据资质、专业相当的原则招募/推荐替补委员，程序与任命程序相同。

制定修订伦理委员会工作制度以及标准操作规程

一、制定修订伦理委员会工作制度以及标准操作规程图

制定修订伦理委员会工作制度以及标准操作规程如图 21-13 所示。

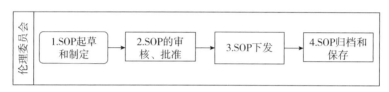

图 21-13　制定修订伦理委员会工作制度以及标准操作规程

二、流程详细说明

（1）伦理委员会制定出《临床试验 SOP 设计与编码规范》，以保证所有 SOP 按统一标准制定。

（2）伦理委员会制度及 SOP 由伦理委员会办公室主任审核，批准后生效。制度的起草/修订人、审核人、批准人在相应 SOP 文件上签名。

（3）新修订的 SOP 生效后，旧版立即废止，交由伦理委员会统一回收、销毁，记录，并换发新版本。

（4）伦理委员会保留一份完整的 SOP 文件样本，由伦理委员会秘书统一保管，并根据文件变更情况随时更新记录。SOP 文件在资料室存档后永久保存。

迎接上级稽查、视察工作流程

一、迎接上级稽查、视察工作流程图

迎接上级稽查、视察工作流程如图 21-14 所示。

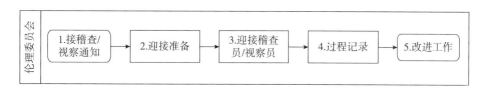

图 21-14　迎接上级稽查、视察工作流程

二、流程详细说明

（1）委员会收到访问的通知，秘书通知主任委员和医院负责人，主任委员要求伦理委员会办公室和委员认真做好准备。

（2）具体准备工作包括以下内容：①准备《稽查/视察的项目检查清单》；②按照"清单"项目仔细核对、检查和完善；③对每一项目进行评估和记录；④解决现在存在的问题。

（3）检查所有的文件是否都有标签，并按合适的顺序存放，以便于快速检索。①检查的文件包括：伦理委员会标准操作规程，伦理委员会的其他工作文件，如申请表、决定文件、某项目的具体审查程序、审查工作表和会议记录；②跟踪审查报告和结题报告；③评估伦理委员会 SOP 的执行情况；④确认是否存在 SOP 执行的疏忽或偏离；⑤确认任何疏忽或偏离是否存在合理的理由；⑥预定会议室以及所有必需的设备；⑦通知伦理委员会委员视察的日期，请他们参加稽查/视察会议。

（4）欢迎稽查员或视察员现场检查。①主任委员负责接待并陪同稽查员/视察员进入预定会议室；②稽查员/视察员签署"保密协议"；③稽查员/视察员在会议中陈述访问的目的，指出需要的信息种类和数据；④伦理委员会负责回答稽查员/视察员的问题，并且保证清晰、有礼貌、诚实解答，并充满自信和切中主题；⑤找到并提交给稽查员/视察员所需要的所有信息和文件；⑥伦理委员会负责记录稽查员/视察员的评论和建议，并汇总整理。

（5）伦理委员会在"稽查/视察记录"文件夹中，保存稽查/视察会议报告；在内部检查文件夹中，保存内部检查存在问题的记录。

（6）稽查/视察结束后，伦理委员会着手改进工作：①总结稽查员/视察员的评论和建议；②撰写报告，并提交主任委员审核批准；③制定合适的改进时间表和改进步骤；④开展内部改进并检查；⑤最后得出改进评价结果；⑥向主任委员报告结果。

医学伦理委员会委员及工作人员的 GCP 培训流程

一、医学伦理委员会委员及工作人员的 GCP 培训流程图

医学伦理委员会委员及工作人员的 GCP 培训流程如图 21-15 所示。

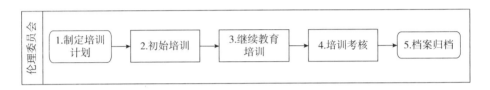

图 21-15 医学伦理委员会委员及工作人员的 GCP 培训流程

二、流程详细说明

（1）伦理委员会办公室每年制定培训计划，各科室拟定并上报培训人员名单，伦理委员会办公室统一安排培训。

（2）参与临床试验的人员在上岗前必须接受临床试验初始培训。①培训内容：药物临床试验技术、GCP 培训；本机构药物临床试验管理制度、SOP 的培训。②培训方式。一是全脱产院外培训。参加国家市场监督管理总局认可的具备 GCP 培训资质部门主办的"GCP 培训班"，接受集中培训。二是网络培训。对于无法安排脱产培训的科室，可安排相关人员参加国家市场监督管理总局网络上的 GCP 培训。三是 GCP 基础院内培训。临床试验机构办公室组织的院内培训学习课程。③培训对象：各科室新任专业负责人、主要研究者；准备参与临床试验工作，并具有中级以上职称或研究生学历的临床医师；护士长；准备参与临床试验工作，并具有中级以上职称的药学人员、临床检验人员；新入职的临床医师；主管护师和具有大专以上学历的护师；准备参与部分临床试验工作的药学人员、临床检验人员。

（3）参与临床试验的人员取得临床试验资格后每 3 年必须接受继续教育，不断提高对临床研究的能力和素质。①培训内容：一是临床试验技能、统计、试验设计等培训。二是本机构与临床试验运行相关管理制度、SOP 版本更新

后培训。三是临床试验项目操作相关内容强化培训，包括与临床试验操作相关的内容及质控问题的汇总，每项临床试验项目启动前进行。四是临床试验方案培训，每项临床试验项目启动前进行。②培训方式：一是医院外的培训班、研讨班、会议、学术交流、参观访问等；二是医院内培训，由机构办公室组织院内相关培训；三是科室培训，由各专业负责人在科室内部组织的培训学习。

（4）准备参加临床试验的工作人员都应进行相应的培训、考核。考核合格后方可参加临床试验。①考核不合格者，应再次接受培训，重新考核合格后才能参加临床试验。②参加院外的"GCP 培训班"的人员，应将培训考核合格的证明原件交机构办公室扫描并保存。③培训证书有效期 3 年。逾期者应继续参加相关临床试验的培训，并获得培训证书后方可继续从事临床试验工作；逾期未参加继续教育培训者，取消其参与临床试验资格。

（5）伦理委员会办公室建立临床试验人员 GCP 培训档案，将培训人员名单、培训记录、考核合格证明、培训材料等妥善保管（不含各科室培训材料）。①纸质证书归档保存于"GCP 培训档案"；②建立临床试验人员 GCP 培训电子档案，登记《临床试验人员培训一览表》，扫描证书存档于"GCP 培训证书"电子文件中。

涉及人的新药、课题、新技术等研究项目的评审流程

一、涉及人的新药、课题、新技术等研究项目的评审流程图

涉及人的新药、课题、新技术等研究项目的评审流程如图 21-16 所示。

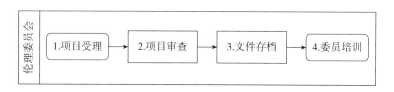

图 21-16 涉及人的新药、课题、新技术等研究项目的评审流程

二、流程详细说明

（1）根据操作规程，伦理委员会秘书需要对每天所提交项目资料（电子版、纸质版）进行形式审查，对于审查合格者受理后及时送审，向不合格者发送修改意见，进一步修改。

（2）根据伦理法律法规要求，伦理委员会秘书收到递交资料后，要协助主任委员完成审核工作。①快速审查在受理后两周内完成审查；②会议审查项目至少一周前送给委员审查。每月月底安排会议，召集委员开会。会议审查在受理后一个月内完成审查。

（3）伦理委员会秘书需要在项目审查结束后尽快完成会议记录。根据会议记录书写审查意见/批件，打印纸质版，主持人审核签字后将会议相关文档及时归档，归入会议记录文件夹，项目相关文档（主审审查工作表、会议记录/批件）归入项目文档。

（4）根据 SOP 要求，伦理委员会委员每年都需要参加培训活动，有外出培训和院内培训。①秘书需要组织并安排委员外出培训以及内部每月一次的培训；②需要在每次伦理审查会议前安排好培训人、培训内容、为委员准备培训资料，以保证培训顺利进行；③培训会后将委员培训记录连同培训资料归入培训记录档案夹，外出培训需及时更新电子版培训记录统计表。

伦理委员会管理系统软件的建设和实施流程

一、伦理委员会管理系统软件的建设和实施流程图

伦理委员会管理系统软件的建设和实施流程如图 21-17 所示。

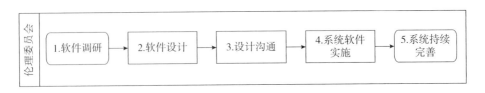

图 21-17　伦理委员会管理系统软件的建设和实施流程

二、流程详细说明

（1）与信息中心协作，搜集相关单位系统软件开发使用情况。调研需求及其他伦理委员会使用情况，访问软件具体情况。

（2）伦理委员会委员针对伦理委员会管理系统软件的功能及操作进行讨论，伦理委员会秘书整理并归纳讨论结果。

（3）伦理委员会办公室根据伦理委员会日常工作、专业需求，与信息中心协作，联系工程师设计伦理委员会管理系统软件。

（4）伦理委员会办公室录入伦理委员会 SOP 及各项目基本信息、相关材料模板、人员授权；专业研究者维护系统。

（5）伦理委员会办公室秘书随时收集管理系统软件使用中出现的问题，归纳整理，定期与工程师沟通，及时更新解决。

国家中医药管理局重点学科申报流程

一、国家中医药管理局重点学科申报流程图

国家中医药管理局重点学科申报流程如图 21-18 所示。

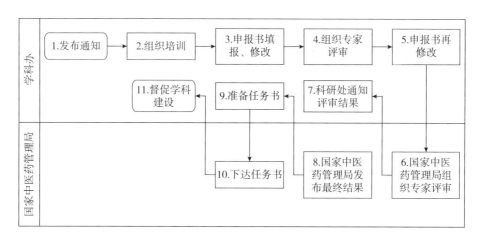

图 21-18　国家中医药管理局重点学科申报流程

二、流程详细说明

（1）科研处学科办依据国家中医药管理局发布的申报通知及申报书，通知各个科室填写申报书。

（2）科研处学科办组织申报书填写培训会，说明申报学科的重要性，然后针对申报书的内容和要求逐项进行填写说明，包括目标的合理设置、经费的合理预算。

（3）督促申报科室按照要求填写申报书，收集并修改。

（4）科研处学科办负责联系院内外专家并组织召开专家评审会，专家对上交的申报书进行评审。

（5）科研处学科办总结专家意见及建议，反馈给各申报科室，申报科室根据意见对申报书进行修改，并提交国家中医药管理局。

（6）国家中医药管理局联系相关专家召开专家评审会，专家对申报书进行评审。国家中医药管理局总结专家意见对科研处学科办发布会议评审结果。

（7）科研处学科办通知会议评审通过的重点学科。

（8）国家中医药管理局发布最终评审结果。

（9）科研处学科办通知通过评审的重点学科填写重点学科的任务书，盖单位章及法人章，最后送交国家中医药管理局。

（10）国家中医药管理局医院对重点学科任务书盖章，划拨经费。

（11）科研处学科办将任务书返回医院重点学科科室，督促其依照任务书内容开展日常学科工作。

高校科技统计流程

一、高校科技统计流程图

高校科技统计流程如图 21-19 所示。

二、流程详细说明

（1）××市教委和××医科大发布当年高校科技统计的通知及填表培训，科

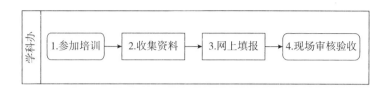

图 21-19　高校科技统计流程

研处学科办接通知参加培训会议，填写申请表格（电子版和纸质版两种），负责在规定时间内对申报书进行收集修改。

（2）科研处学科办搜集院内相关科技资料。①统计全部相关科研人员的年度论文、课题、著作等；②联系财务处统计本年度的课题经费、收支情况和结余，本年度的仪器设备购买经费使用情况；③联系人事处统计当年人员职称情况及工资情况。

（3）在高校科技统计网上逐步填写相关的内容，并进行网上审核校对，打印相关的表格并将表格上传至高校科教统计。

（4）迎接××市教委的现场审核验收。①学科办打印相应的报表交由科研处审核，审核后的报表再提交院长签字盖院章；②把表格提交到××市教委制定的会场，××市教委相关的工作人员现场审核，提出不合理的地方；③学科办继续修改，再次提交直至审核通过。审核形式为工作人员现场对提交的纸质内容进行审核。

重点学科/实验室/医学专业经费使用管理流程

一、重点学科/实验室/医学专业经费使用管理流程图

重点学科/实验室/医学专业经费使用管理流程如图 21-20 所示。

二、流程详细说明

（1）经费使用部门向科研处提交日常经费使用申请。

（2）科研处根据相关规定，对科研经费使用的合规性进行审核。

（3）审核通过后，科研处向院领导申请审批。

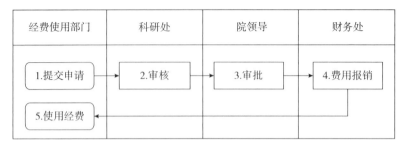

图 21-20　重点学科/实验室/医学专业经费使用管理流程

（4）审批通过，经费使用部门将申请交至财务处报销。

（5）经费申请部门使用审批下来的经费。

重点学科/实验室/医学专业/国际科技合作基地
医院内中期、年终检查流程

一、重点学科/实验室/医学专业/国际科技合作基地医院内中期、年终检查流程图

重点学科/实验室/医学专业/国际科技合作基地医院内中期、年终检查流程如图 21-21 所示。

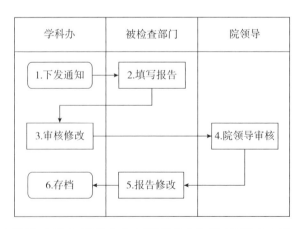

图 21-21　重点学科/实验室/医学专业/国际科技合作基地医院内中期、年终检查流程

二、流程详细说明

（1）科研处学科办向被检查部门下发院内中期、年终的检查通知。

（2）被检查部门填写年中、年度的进展报告书，并就报告召开院内会议。

（3）科研处学科办负责在规定时间内收集修改，提交院领导审核。

（4）医院领导审核后，给出修改意见，返回被检查部门。

（5）被检查部门根据领导意见修改完善。

（6）修改完后的报告书提交学科办归档保存。

药物和器械（包括体外诊断试剂）临床试验项目管理流程

一、药物和器械（包括体外诊断试剂）临床试验项目管理流程图

药物和器械（包括体外诊断试剂）临床试验项目管理流程如图 21－22 所示。

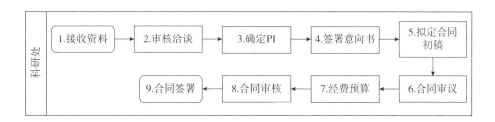

图 21－22　药物和器械（包括体外诊断试剂）临床试验项目管理流程

二、流程详细说明

（1）申办者/CRO 通过电话、电子邮件、面谈等方式与机构办联系，告知其合作意向，提交试验方案、国家市场监督管理总局批件、试验前期研究数据、已发现的不良反应、申办者及 CRO 简介等文件，并填写《临床试验合作调查问卷》。文件发送到机构办邮箱进行审核。

（2）机构办公室主任、专业负责人审核申办者/CRO 递交的项目文件资料，共同商议是否有意向承接该项目。机构办公室需在《临床试验项目接洽一览表》记录项目信息及承接意向，并将相关的承接意向反馈给申办者。

（3）申办者/CRO 与机构、专业负责人共同商定主要研究者（以下简称 PI）。PI 根据本专业及团队情况分析该临床试验项目的可行性，表达对承接该项目的相关意向。

（4）如同意开展，申办者/CRO 与 PI 共同签署《药物/医疗器械/体外诊断试剂临床试验主要研究者（PI）委托书》，机构办公室主任与专业负责人、PI 共同签署《临床试验项目承接意向书》，并将商谈意见反馈给申办者。

（5）申办者/CRO 或主要研究者从机构公共邮箱下载合同样稿及预算表，完成合同初稿。临床试验合同的内容包括：协议条款、保密责任、文章发表及知识产权、临床试验操作规范、研究的预计进行时间和入组例数、研究物资供应、保险、由研究药物所致伤害的赔偿、研究经费预算及支付方式等。

（6）申办者/CRO、主要研究者和机构办公室对合同条款审议，达成一致意见。

（7）申办者/CRO 和主要研究者初步拟定预算初稿。机构办公室参考医院《药物（药械）临床试验收费标准》审核经费预算。非注册类临床试验需通过经费小组审议。

（8）合同定稿递交审计处审核，重要合同还需法律顾问审查。

（9）收到审计处签字通过的《合同审计意见书》后，签署合同。医院签署方须有主要研究者及医院法人或其委托代理人，并加盖公章。申办者/CRO 方须为法人或其委托代理人，并加盖公章。

临床试验项目启动流程

一、临床试验项目启动流程图

临床试验项目启动流程如图 21-23 所示。

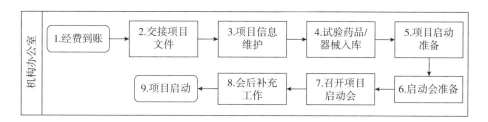

图 21-23　临床试验项目启动流程

二、流程详细说明

（1）确认申办者研究经费到账。①申办者/CRO 根据合同预算金额通过银行汇款的方式支付试验经费；②试验经费到账后，机构办公室秘书到医院财务处签账确认，开临床试验费发票。

（2）机构办公室与申办者/CRO 交接项目文件资料。①申办者/CRO 按《药物/非药物临床试验准备阶段保存文件》要求准备存档文件，按目录顺序整理；②项目分别与机构办公室秘书和专业科室档案员进行交接，填写《物品交接登记表》。

（3）机构办公室秘书登录"药物临床试验管理系统"，在系统中维护项目基本信息。

（4）申办者送试验药物/器械，机构办公室办理入库。①申办者/CRO 填写《药物信息表》或《器械信息表》并签字，同时携带临床试验药物/器械样品至机构办公室；②机构办公室秘书审核《药物/器械信息表》信息，并把审核结果反馈给申办者；③申办者/CRO 将审核后的《药物/器械信息表》打印 3 份并签字，一份留存机构办公室，一份连同《发放回收登记表》和《检验报告》送至药房/专业科室，一份连同《检验报告》和《试验药品说明书》送至药库；④药库管理员/专业科室器械管理员办理药物/器械入库，打印入库单，双方签字交接。

（5）机构办公室在资料、物品交接完成，经费到位后，准备召开项目院内启动会。①申办者/研究者向机构办公室递交《临床试验项目启动申请》；②机构办公室在审核启动前做好各项准备工作，在《临床试验项目启动申请》上签字，确认项目可以开展。

（6）机构办公室确定会议时间、地点、人员。①监察员、研究者与机构办公室沟通，确定会议时间，尽可能保证项目组成员都能参会；②预定能容纳 10~20 人的会议室或教室，有多媒体设备；③确定参会人员，做好会议签到和记录。

（7）召开项目启动会。①机构办公室管理人员做临床试验启动会培训；②机构办公室质控员报告该专业承担项目前期质控发现的问题，提醒改进及注意；③机构办公室项目管理员讲解《药物临床试验管理系统》的使用或对存在的使用问题答疑；④主要研究者或监察员组织项目组学习试验方案；⑤所有研究者签署《研究者声明》《保密协议》《研究者授权分工表及签名样张》或《研究协助人员授权分工表及签名样张》，以上资料保存在项目研究者文件夹中；⑥机构办公室做好《临床试验项目启动会记录》，原件保存在机构办公室启动会记录文件夹中，复印件保存在项目档案文件夹中。

（8）完成启动会后续补充工作。①研究者登录"药物临床试验管理系统"，填写或更新《研究者履历》，主要研究者填写《主要研究者（PI）履历》，以上文件保存在项目研究者文件夹；②机构办公室项目管理员在信息管理系统做项目启动准备。根据《研究者授权分工表及签名样张》的规定，在"药物临床试验管理系统"对研究者授权；根据临床试验方案及合同规定的访视及检验检查内容，在"药物临床试验管理系统"维护项目检验检查模板；在"药物临床试验管理系统"添加项目启动通知单，打印盖章后下发至临床试验专业、医技科室、中心药房、药库、治疗室等相关部门。

（9）各部门收到启动通知后，该临床试验项目正式启动。

临床试验病例调整流程

一、临床试验病例调整流程图

临床试验病例调整流程如图 21-24 所示。

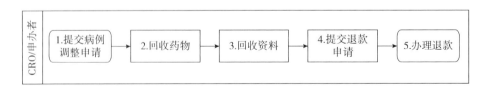

图 21-24　临床试验病例调整流程

二、流程详细说明

（1）CRO/申办者填写《临床试验病例调整申请》，提交本医院专业 PI、机构办审核签字。

（2）CRO/申办者到药库回收试验药物。

（3）CRO/申办者回收试验研究病历、CRF 等资料。

（4）CRO/申办者递交《临床试验项目退款申请》和退费发票至机构办。

（5）机构办持退款申请、原协议、发票到财务处办理退款。

临床试验项目结束管理流程

一、临床试验项目结束管理流程图

临床试验项目结束管理流程如图 21-25 所示。

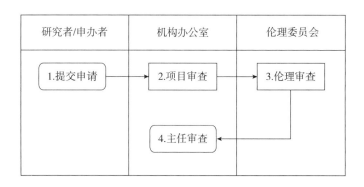

图 21-25 临床试验项目结束管理流程

二、流程详细说明

（1）研究者/申办者将《临床试验项目结束申请》递交机构办公室审查，同时提交《试验中心小结表》和（或）《总结报告》。

（2）机构办公室对项目开展结束审查。出具审查意见：同意结束报告盖章或返回修改。审查内容包括：①档案审查。研究者文件夹文件是否齐全。

②质量控制审查。质量检查发现的问题是否已经解决或书面说明；电图是否复印完毕并归档。③办公室审查。结束报告格式及内容是否符合现行法规及医院 SOP 的要求；试验委托费用是否已经按照合同支付。

（3）伦理委员会尽心项目审查，最终出具审查意见：同意结束试验或返回修改。审查内容包括：①审查是否仍有未解决的 AE/SAE；②审查结束报告是否包括所有上报伦理委员会的 AE/SAE；③是否已将结题报告提交伦理审查。

（4）完成以上审查程序后，机构主任出具最终审查意见：同意结束试验或返回修改。监督修改过程和结果。

临床试验质控流程

一、临床试验质控流程图

临床试验质控流程如图 21-26 所示。

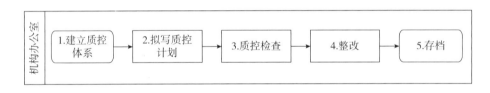

图 21-26　临床试验质控流程

二、流程详细说明

（1）机构办公室建立临床试验内部质量控制体系。

（2）根据试验项目制定相关质控计划。

（3）在项目进行的早期、中期及后期进行质控检查，至少需包含入组第一例受试者后、研究进度达到 1/3 以及研究结束前 3 次检查。①质控内容包括项目原始资料（包括知情同意书、研究病历和 CRF 等），试验用药/器械使用管理情况及档案保管情况等；②质控员填写《临床试验在研项目质控检查记录（机构办）》，将发现问题汇总，反馈至研究者。

（4）研究者在规定时间内（一般为反馈结果后 1 周内）将整改情况反馈至机构办公室。质控员对研究者整改后的文件再次检查，直至质量合格。

（5）质控员在质控检查表中记录项目整改情况，质控检查表在机构办公室存档。

接受市场监督管理局检查流程

一、接受市场监督管理局检查流程图

接受市场监督管理局检查流程如图 21-27 所示。

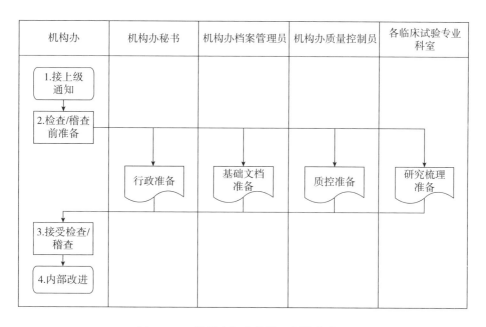

图 21-27　接受市场监督管理局检查流程

二、流程详细说明

（1）机构办收到国家市场监督管理总局或××市市场监督管理局检查或访问的通知，秘书根据访问通知的内容通知机构办公室主任、机构负责人和（或）医院负责人，机构办公室按检查/稽查内容，通知临床试验相关专业（通常包括中心药房、药库、医技科室）和机关处室认真做好检查准备。

（2）相关科室做好稽查、检查前的准备。①机构办秘书的准备工作。根据检查要求和内容制订检查/稽查准备工作清单；对清单中每个项目进行自评估和记录；必要时组织各相关专业、中心药房、药库、医技科室召开检查/稽查工作布置会；解决存在的问题；做好接待会务的准备、备查文件的准备；制订迎接检查/稽查工作人员手册、专家信息表和专家手册；安排专家接待人员，预定会议室、食宿、茶点和检查所必需的设备、资料（检查组专家签到表、本院参会人员签到表、会议议程、欢迎PPT、汇报PPT、备查文件、专家组使用的文件袋、桌签等）。②机构办公室档案管理员的准备工作。检查所有的文件是否都有标签，并按合适的顺序存放，以便于快速检索；检查的文件包括：临床试验标准操作规程；项目档案文件；机构办公室工作文件。③机构办公室质量控制人员的准备工作。按照工作清单对各专业进行质量控制检查，对于发现的问题及时通知科室进行整改。质控内容包括：一是了解临床试验项目进度及进展中存在的问题，汇报机构办公室，协调解决；二是检查临床试验项目过程质量，包括知情同意签署、方案执行情况、试验观察情况、检验检查、数据记录、不良事件、专业内部质控、专业二次发药和专业试验用器械管理情况；三是检查中心药房试验药物发放回收情况；四是检查药库药物入库、出库、储存、清查、回收情况；五是检查各专业、中心药房、药库、医技科室档案管理情况，包括标准操作规程、临床试验项目文件、资料、各类工作表格等；六是检查各专业、中心药房、药库、医技科室与临床试验有关的设备存放和使用情况；七是检查各专业临床试验专业档案柜、药品柜设置和使用情况；八是检查各专业、药房、药库、医技科室人员资质及培训情况。④各临床试验专业科室按照工作清单和工作布置会要求进行自查和整改，保证所有的原始资料均记录完整；所有的病例报告表和相关问询单均记录完整、准确、规范；所有已签署的知情同意书均已收集并存档；所有在机构办公室内部质控和监察中发现的问题均已妥善解决；试验相关文件和记录均已保存或存档，并可以快速抽调出来；已安排相关人员接待检查或稽查人员。

（3）接受稽查。①机构办负责接待检查/稽查人员进入预定会议室；②请检查/稽查人员签署《保密协议》；③会议开始，检查/稽查人员陈述访问的目的，需要的信息和数据；④回答检查/稽查人员的问题要清晰、礼貌、诚实、切题；⑤按要求提交检查/稽查所需的文件和信息；⑥陪同检查/稽查人员到机构办公室、各专业科室、中心药房、药库、医技科室进行现场检查，各科室有专人负责接待；⑦机构办公室秘书详细、认真记录检查/稽查的发现和建议，做好整理汇总；⑧安排专人负责摄影摄像；⑨安排茶歇和工作餐（如有需要）；⑩安排检查/稽查人员离院。

（4）稽查、检查后的改进工作。①总结检查/稽查的发现和建议；②撰写整改报告，提交机构负责人审核批准后，上交检查部门；③制定合适的改进时间表和改进步骤；④开展内部整改；⑤评价整改结果；⑥向机构负责人报告整改结果；⑦整改不到位的部门和工作将继续跟进，直到整改合格。

填报上级部门临床药物临床试验统计工作流程

一、填报上级部门临床药物临床试验统计工作流程图

填报上级部门临床药物临床试验统计工作流程如图 21-28 所示。

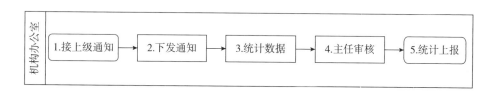

图 21-28　填报上级部门临床药物临床试验统计工作流程

二、流程详细说明

（1）机构办接到国家市场监督管理总局、市市场监督管理局、市科委等部门临床药物临床试验统计工作上级填报通知，秘书通知机构办公室主任。

（2）机构办公室通知临床试验相关专业整理该部门统计内容。

（3）机构办秘书负责在规定时间内收集各科室上交的统计资料，汇总、整理。

（4）将汇总信息、统计报告提交至机构办公室主任审核。

（5）审核完毕后将统计报告上交上级部门。

奖励申报、论文管理、专利管理流程

奖励申报、论文管理、专利管理都属于成果管理范畴。下面来看看它们的具体流程：

一、奖励申报流程

（一）奖励申报流程图

奖励申报流程如图 21-29 所示。

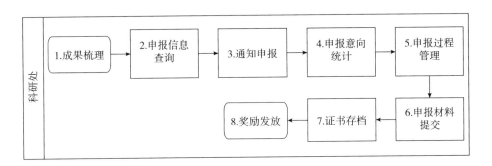

图 21-29　奖励申报流程

（二）流程详细说明

（1）科研处组织成果梳理会，对各科室成果进行梳理，为申报奖项做准备。

（2）科研处每周登录上级单位、奖励办及学会网站浏览奖励申报信息，同时与各单位学会积极沟通，获取申报相关信息，包括可选推荐单位、推荐名额等。

（3）根据成果梳理内容，科研处以邮件和短信的形式通知医院科室负责人申报奖项，要注意奖励申报中对申报人、申报项目的要求，是否要求不能申报同级别奖励等。

（4）以电子邮件方式发送申报通知的同时，附申报统计表，了解申报数量，方便后续工作开展。

（5）根据各奖励申报要求，在申报过程中协助成果完成人进行系统填报、及时反馈推荐单位意见、协助形式审查。

（6）根据各奖励申报要求，科研处督促奖励申报人及时提交材料，并进行申报材料存档、电子版存档等工作。

（7）对获得奖励的成果，科研处将成果证书、成果完成人证书复印件存档。

（8）对获得奖励的成果，根据科研奖励制度，科研处在年末进行奖励计算和发放。

二、论文管理流程

（一）论文管理流程图

论文管理流程如图 21-30 所示。

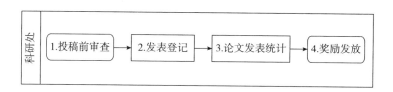

图 21-30　论文管理流程

（二）流程详细说明

（1）根据科教管理制度，科研处人员在投稿前对稿件的署名、单位、发表刊物类型（是否为核心期刊）进行审查并保存审查表底单。

（2）对符合报销要求的论文由科研处审核录用，并发出通知；再次核对是否为首医认定的核心期刊；核对后交送科研处长签字，并要求发表人员在发表论文登记表上进行登记。

（3）科研处人员对各科室年度发表论文情况进行统计，进行电子版填写。同时要求其上交纸质版论文，逐一进行核对，纠错和确认。

（4）根据科研奖励制度，对第一作者或通讯作者进行论文奖励计算、奖励申请并在年末进行发放。

三、专利管理流程

（一）专利管理流程图

专利管理流程如图 21-31 所示。

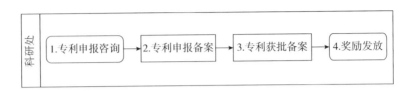

图 21-31　专利管理流程

（二）流程详细说明

（1）科研处相关负责人员通过电话、微信、面谈等方式对各科室人员专利申报中遇到的问题进行解答和指导。

（2）对于各科室申报的专利，以专利申请受理通知书（申请人按照专利法的有关规定，提交专利请求书、说明书等申请文件，专利局应予以受理，即发给申请人《受理通知书》）为准，科研处进行备案。

（3）科研处对获批的专利的授权通知书和专利证书进行备案。

（4）根据科研奖励制度，科研处在年末对专利权人为医院做出的专利贡献进行奖励。

科研处人才项目管理流程

一、科研处人才项目管理流程图

科研处人才项目管理流程如图 21-32 所示。

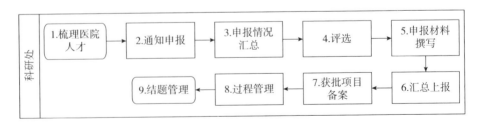

图 21-32　科研处人才项目管理流程

二、流程详细说明

（1）科研处通过与临床、医技科室负责人、职能部门负责人等交流，对临床、科研、行政等各部门人才的专业、专长等基本情况进行了解。

（2）在充分梳理人才项目的基础上，科研处对不限项人才项目以邮件和短信方式通知医院人员进行申报，对有严格限制（包括职称、年龄等）的项目则采取有针对性的邮件和短信通知的方式组织申报。

（3）科研处接收申报者的反馈信息，进行汇总，以便开展后续工作。

（4）遇到申报人数多于可申报数量的情况，科研处组织申报人进行申报答辩、专家评审、分数统计，确定申报人选。

（5）科研处通知填写申报材料，协助申报人填写，并进行形式审查。

（6）科研处收集申报材料，进行汇总，并向相关部门（教育部、××市科委、××市卫生健康委等）递交。

（7）科研处对获批项目进行备案，组织任务书的填写。

（8）科研处督促人员按计划开展医疗、科研、人才培养等各项活动，进行人才项目经费支出审核。

（9）按立项部门的要求，科研处及时通知申报人撰写人才项目结题材料、答辩等事宜。

第 22 章

教育处职能与关键流程

教育处职能介绍

一、工作职责

（1）在院长及分管副院长领导下，组织实施医院的学科建设、科研、教学、继续医学教育、住院医师规范化培训、"三基"培训考核治理工作。

（2）负责制定医院科研、教学发展规划、年度计划与治理制度。

（3）组织协调医院科研课题的申报、评审、治理，以及院内科研成果的鉴定、推广和应用，审核学科建设和科研经费使用情况。

（4）组织安排医院学术活动，包括举办院内和院际间学术交流、学术讲座和有关学习班等。

（5）负责医院学术论文的治理，定期做好登记、统计、推荐和汇编整理工作。

（6）组织安排医、技、药、检实习生和下级医院进修生的带教工作，负责与各高等医学院校进行教学和业务交流。

（7）制定医务技术职员年度进修学习计划，根据医院业务开展需要，联系、安排、审定各类专业技术职员外出进修学习。

（8）协助院领导审批安排医务技术职员外出参加学术交流和各级医学会会议，派遣医务技术职员外出讲学，并做好学分登记。

（9）制订医务技术职员的培训计划，并统筹安排和具体实施。

（10）负责实施住院医师规范化培训和医师轮转调配工作。

（11）负责与院外医学院在科研教学工作方面进行沟通和联系。

二、管理职能

（1）在院长及分管院长领导下，负责医院教学与科研工作。

（2）制定每年教学计划及实施方案，负责安排全院的本、专科的临床教学及毕业实习教学工作。

（3）负责组织医院科研计划的制定、实施检查和成果鉴定、申报奖励及成果推广应用等工作。

（4）会同人事科制定卫生技术职员继续教育计划并负责培训考试工作。

（5）做好年度接受进修计划，办理进修职员进离院手续，掌握进修职员的学习及出勤情况，督促检查科室进修培训计划与进修讲座的安排落实。

（6）根据需要选派业务技术职员外出参加学术会及学习班，并办理相关手续。

（7）有计划地安排医院的学术讲座，并聘请上级医院著名专家、学者来院进行专题讲座。

（8）负责各专业学会发展会员的具体组织工作。

新教师试讲流程

一、新教师试讲流程图

新教师试讲流程如图 22-1 所示。

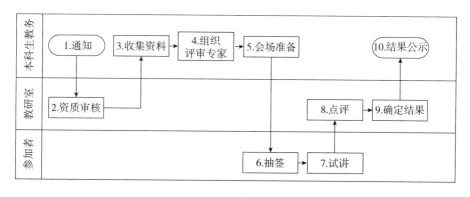

图 22-1 新教师试讲流程

二、流程详细说明

（1）本科生教务员与领导协商，确定时间，撰写试讲通知（内容要求：对报名者的资格要求要详细明确，报名者准备及上交材料要求，报名截止时间，材料上交截止时间等，附件表格等），通过院周会和 OA 下发通知。

（2）教研室主任、科室主任、教学秘书根据通知要求对本科室、本教研室报名教师进行资格审核，并对上交材料（教案和试讲 PPT）进行审核，对教案进行评阅打分，然后由教研室统一报到教育处。

（3）本科生教务员对收集资料（教案、PPT、教案打分表）进行统计整理，并核对资格和材料。

（4）本科生教务员与领导协商确定评委专家、督导专家名单及试讲时间地点，并逐一通知。

（5）在试讲前，本科生教务员负责准备：电脑（会标、试讲 PPT 等会前拷入）、签到表、抽签、打分表、纸笔、茶、水、餐、相机、记录本、会务人员、计时器、白板、油笔、板擦等。

（6）报名试讲的教师进行抽签。

（7）试讲教师按照抽签顺序进行试讲。

（8）教研室专家点评 5 分钟，记录员记录专家点评，并组织打分，本科生教务员计算总分。

（9）所有试讲结束后，专家组根据现场分数及教案分数讨论通过结果。

（10）本科生教务员负责拟定结果公示稿，经领导确认，通过院周会和 OA 进行公示，并发至各教研室备案。

招生计划制订流程

一、招生计划制订流程图

招生计划制订流程如图 22-2 所示。

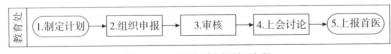

图 22-2　招生计划制订流程

二、流程详细说明

（1）研究生教务员每年 4~6 月制订次年的招生计划。

（2）研究生教务员组织研究生导师申报导师年报。

（3）研究生教务员审核导师发表的论文和科研经费余额。

（4）研究生教务员将导师年报、招生名额、重点学科、科研经费、导师年龄等汇总，上学位委员会讨论，确定招生计划。

（5）结果通告并上报。

研究生复试流程

一、研究生复试流程图

研究生复试流程如图 22-3 所示。

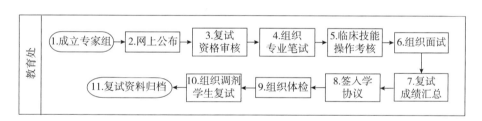

图 22-3　研究生复试流程

二、流程详细说明

（1）研究生教务员组织成立考核专家组，研究生教务员联系各位专家，分别确定各组面试时间。

（2）研究生教务员在××大学和××官网公布复试时间、地点。

（3）研究生教务员复试资格审核，政治思想情况审核。

（4）研究生教务员组织各专业笔试（4~5 个专业，每个专业组织专人出题，阅卷）。

（5）研究生教务员组织临床技能操作考核。

（6）研究生教务员组织、协调专家组面试（包括英语和专业问答，分4~5组）。

（7）研究生教务员将复试成绩汇总、上报××大学和××医院。

（8）研究生教务员代表院方签入学协议等。

（9）协议签署完毕，研究生教务员组织学生体检。

（10）研究生教务员组织调剂学生复试（即二次复试，流程同上）。

（11）研究生教务员将复试资料整理归档。

研究生毕业论文开题及答辩流程

一、研究生毕业论文开题流程

（一）研究生毕业论文开题流程图

研究生毕业论文开题流程如图22-4所示。

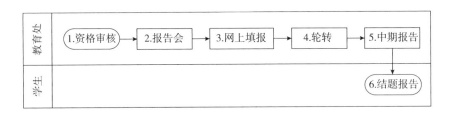

图22-4 研究生毕业论文开题流程

（二）流程详细说明

（1）研究生教务员在每年1~2月进行开题资格审核，审核的内容包括课程成绩、出科考核、开题报告、培养计划、报告评阅等。

（2）研究生教务员在每年3月组织开题报告会，并提前网上填报每场开题的时间、地点、专家组名单等信息。

（3）研究生教务员负责开题结果和情况总结，网上填报成绩和材料归档。

（4）研究生教务员在每年6月安排科学学位研究生临床轮转（根据导师指定的培养计划合理安排）。

（5）研究生教务员在每年8月督促科学学位研究生进行中期汇报，并上传时间、地点和专家组名单等。

（6）次年 3 月完成科学学位研究生结题报告。

二、研究生毕业论文答辩流程

（一）研究生毕业论文答辩流程图

研究生毕业论文答辩流程如图 22-5 所示。

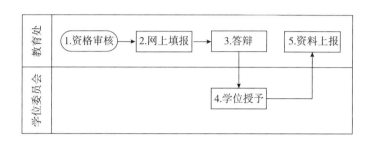

图 22-5　研究生毕业论文答辩流程

（二）流程详细说明

（1）研究生教务员次年 3 月对学生进行答辩资格审核，审核的内容包括课程成绩、出科考核、开题报告、培养计划、发表论文、学术讲座、思想品德等，并进行网上填报。

（2）研究生教务员次年 4 月组织学位论文评阅、评阅结果审核、网上填报已发表论文等。

（3）研究生教务员次年 5 月组织毕业论文答辩，具体包括答辩会组织，为学位委员会提供学位申请材料，并上报答辩和学位授予的时间、地点和专家组名单等。

（4）学位委员会对于答辩通过的学生进行学位授予。

（5）次年 6 月整理研究生 3 年的所有学习资料，审核、装订、打包、上交学位办。

第23章

医保办职能与关键流程

医保办职能介绍

一、工作职责

（1）根据医保相关政策制定本院的相关制度和规定，并进行检查和监督。

（2）负责审核医院参保患者住院费用申报的审核。

（3）负责医院医保信息系统的监督、检查。

（4）负责医院医保费用定期对比增长的原因分析，并制定整改措施。

（5）负责对医院科室进行医保日常工作的检查及医保知识的培训。

（6）负责下属社区站医保工作的检查、监督、指导。

（7）接受上级领导对医院医保工作的检查和指导。

二、管理职能

（1）落实基本医疗保险、公费医疗政策和相关规定。

（2）上传下达医保政策及有关医保文件，根据医保政策的不断调整，进一步完善和制定医院内各岗位的医保管理规章制度。

（3）配合医院各部门做好信息反馈工作，做到发现问题及时，改正问题及时，总结经验及时，汇报问题及时，确保医院医疗保险工作健康发展。

（4）按照各医保中心特殊病种门诊和家庭病床的标准，做好各医保患者特殊病种门诊和家庭病床的初审工作。

医保费用分析流程

一、医保费用分析流程图

医保费用分析流程如图 23-1 所示。

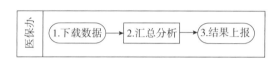

图 23-1 医保费用分析流程

二、流程详细说明

（1）每月上旬从首信系统、医院 HIS 系统以及住院处等部门接收下载数据。

（2）将所有数据进行汇总分析。

（3）将绩效考核相关指标上交运管处。

医保质量管理流程

一、医保质量管理流程图

医保质量管理流程如图 23-2 所示。

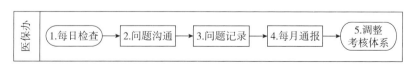

图 23-2 医保质量管理流程

二、流程详细说明

（1）每日检查处方和病历，发现医保存在的问题，对重要问题截图保存。

（2）就发现的问题与科室或医师沟通。

（3）对发现的问题和沟通结果进行记录。

（4）每月月底，对发现的重要问题进行汇总，并在院周会上进行通报，做相关提示。同时，在医保简报上刊登问题病历处方的情况。

（5）每年年初，根据上一年度医保工作完成情况，结合医院整体工作的要求，制定科室医保考核指标。

第24章

医学工程部职能与关键流程

医学工程部职能介绍

一、工作职责

（1）负责医学装备发展规划和年度计划的组织、制订、实施等工作。

（2）负责医学装备的购置、验收、质控、维护、修理、计量、应用分析、处置等全程管理。

（3）保障医学装备正常使用。

（4）收集相关政策法规和医学装备信息，提供决策参考依据。

（5）组织本单位医学装备管理相关人员专业培训。

（6）完成卫生行政部门和单位领导交办的其他工作。

二、管理职能

（1）医学工程部领导依据机构规模、管理任务，配备数量适宜的专业技术人员。

（2）医学装备管理部门负责医疗设备的规划调研、立项论证、申报审批、合同签订、安装验收、维护保养、培训使用、报废鉴定、配合财务部门完成医疗设备的调拨使用及报废报批工作。

（3）使用部门在医学装备管理部门的指导下，具体负责本部门的医学装备日常管理工作。

医疗设备采购流程

一、医疗设备采购流程图

医疗设备采购流程如图 24-1 所示。

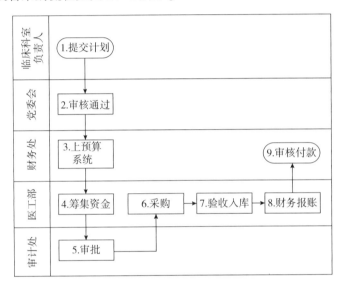

图 24-1 医疗设备采购流程

二、流程详细说明

（1）前一年 12 月各临床科室提交来年设备采购计划。

（2）经医学装备委员会讨论并上报党委会通过。

（3）党委会审核通过后财务处将医疗设备导入财务预算系统。

（4）医工部为医疗设备筹集资金的方法有五种：①院内自筹资金 1 万元以下采购设备。临床科室填写万元以下设备申请表，报医工部主任及主管院长审批。②院内自筹资金 1 万 ~ 10 万元采购设备。临床科室填写 1 万 ~ 10 万元设备采购申请表，提供三款备选主流机型，医工部进行选型论证后，报各级领导审批。③院内自筹资金 10 万 ~ 30 万元采购设备。临床科室提供三款备选机型，医工部组织医学管理委员会召开院内公开招标会，会后临床科室填写 10 万~30 万元设备采购申请表，医工部报各级领导审批。④非政采公开招标。委托招标公司，进行设备选型，临床科室提交技术参数，进行院外公开招标。⑤政采国内公开招标。政府论证待批复，委托招标公司，进口设备论证审批，设备选型，科室提交技术参数，进行院外公开招标。

（5）采购合同报审计处审批。需要注意的是 1 万元以下的资金采购合同可以不报审计处审批。

（6）合同签订后进行采购。

（7）各岗位库管员根据采购合同对所采购的设备进行验收，办理入库手续。

（8）采购员凭采购合同和入库手续以及供货商开具的商品发票到财务处进行报账。

（9）财务处审核确认后进行付款。

医用耗材、试剂采购及报账流程

一、医用耗材、试剂采购及报账流程图

医用耗材、试剂采购及报账流程如图 24-2 所示。

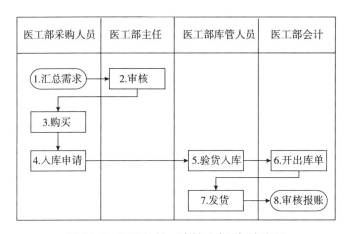

图 24-2　医用耗材、试剂采购及报账流程

二、流程详细说明

（1）医工部采购人员汇总各临床科室所请购的耗材、试剂，报医工部主任审批。

（2）医工部主任审核签字。

（3）审核签字后，医工部采购人员根据各临床科室的需求进行购买。

（4）所购买的耗材、试剂入库，医工部采购员填写入库单。

（5）医工部库管员验货入库。

（6）各科室领取耗材、试剂，由医工部会计开出库单。

（7）医工部库管员按出库单发货。

（8）医工部会计人员每月底整理供货商所提供的发票，核对后报账。

医疗设备验收及出库、入库流程

一、医疗设备验收及出库、入库流程图

医疗设备验收及出库、入库流程如图 24-3 所示。

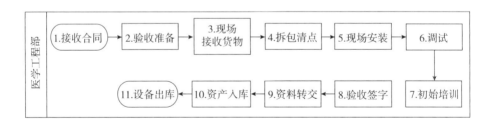

图 24-3　医疗设备验收及出库、入库流程

二、流程详细说明

（1）根据采购任务从采购员手中接到合同或设备信息，设备验收人仔细查阅合同，了解相关设备信息。

（2）设备验收人联系使用科室、经销商确定设备到货安装日期，联系保

卫处商讨设备进院及停车问题。

（3）现场接收货物。①设备到货，由使用科室设备负责人、医工部验收人（价值 200 万元以上设备由医工部处长、维修组组长、验收员组成验收小组）、医工部工程师、经销商共同到现场接货，监督卸货；②检查外包装是否完整、货物型号、大包装数量；③注意设备安全，是否符合相关要求。

（4）拆包清点，包括：①厂家工程师有条理地逐一打开箱子，设备验收人按照合同和装箱单仔细检查所交付的设备和相关物资的类型和型号、数量是否正确，注册证号是否与注册证一致，检查生产厂家是否正确，是否有中文标识及中文说明书，记录出厂编号、生产日期；②清点安装手册、使用说明、合格证、保修卡，进口产品要收集报关单；③检验检疫证明，免税证明。清点时要有科室负责人确认。

（5）清点完毕，厂家工程师负责安装，设备固定到位，医工部工程师负责现场监督和配合。

（6）安装完毕，厂家工程师、使用科室负责人、医工部工程师共同参与调试。

（7）调试合格后，厂家工程师进行现场培训，科室使用人、维修工程师参加培训。

（8）培训完毕，厂家安装工程师在验收单签字，留下联系电话，由科室负责人、医工部工程师、医工部验收人（验收小组成员）在验收单签字完成验收。

（9）验收完成后，验收员及时整理设备资料，交给采购员。采购员将所有包括采购材料整理齐全交资产会计进行电脑入库。

（10）资产会计将采购员提供的资产购买申请表和发票等录入资产动态管理系统。

（11）设备出库。①资产管理人（验收人）从资产会计手中接过入库单及资料，在计算机上核对资产名称、型号、数量、厂家、价值等信息，若是信息无误，则完成验收出库，建立资产卡片，写好资产标签，由科室资产管理人在出库单上、发票资产 A 账页（医工部留存）上签字，资产管理人在 B 账页（科室留存）上签字，核对实物无误，完成出库。②出库完成后，资产管理人将入库单、出库单、发票及所有资料全部交资产会计，付款报账。

医疗设备维修流程

一、医疗设备维修流程图

医疗设备维修流程如图 24-4 所示。

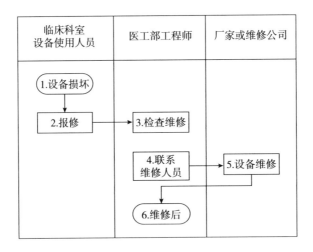

图 24-4　医疗设备维修流程

二、流程详细说明

（1）医疗设备出现故障，使用人员排除异常操作或其他原因，寻求仪器说明书也无法排除故障时即认为设备损坏。

（2）使用科室报医学工程部维修工程师进行维修。

（3）医工部工程师携带相关工具或仪器，按照设备说明、设备资料或维修记录，进行检查维修。

（4）出现需要更换配件的维修，医工部工程师及时联系厂家或者公司尽快处理。

（5）待配件到了之后，厂家或维修公司安排维修更换。

（6）医工部工程师在维修后询问科室使用情况，如果还有问题及时处理。

医疗设备报废流程

一、医疗设备报废流程图

医疗设备报废流程如图 24-5 所示。

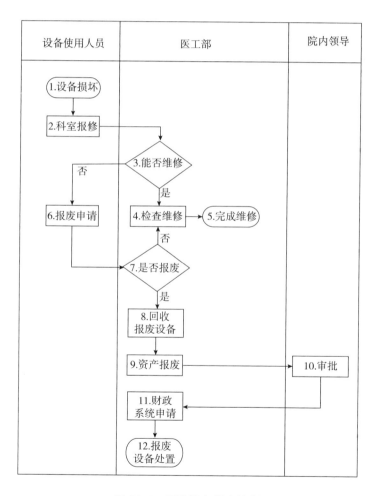

图 24-5　医疗设备报废流程

二、流程详细说明

（1）医疗设备出现故障，使用人员排除异常操作或其他原因，寻求仪器说明书也无法排除故障时即认为设备损坏。

（2）使用科室报医学工程部维修工程师进行维修。

（3）医工部工程师携带相关工具或仪器，按照设备说明、设备资料或维修记录，进行检查维修，如果能够维修就进行维修；如果不能够维修，科室负责人进行报废申请。

（4）医工部工程师进行维修。

（5）医工部工程师完成维修。

（6）设备无法维修，工程师通知科室作报废处理，报废管理员在电脑系统查询相应设备，科室负责人与固定资产账本核对，并填写报废申请。

（7）科室携带申请单找设备维修组做设备报废鉴定，维修小组填写鉴定结果。若未达到报废标准，责令维修工程师联系设备厂家进行维修或出具设备报废说明书，并签名；若达到报废标准，将回收报废设备。

（8）报废管理者根据工程师或厂家出具的鉴定结果，如符合报废条件，电话通知科室，将报废设备回收库房。回收时，核对报废设备与报废单上所写的设备名称、设备编号等是否一致。

（9）报废管理者根据科室报废单，在电脑报废系统查询相应设备，做资产报废，并导入统计表。

（10）报废管理者根据统计表上所记录的报废设备数量，分批书写院内申请单并打印明细单，上交等待相关领导的审批。高价设备要等待收到院长办公会或党委会纪要后方可继续上报医管局或卫生健康委。

（11）院内审批通过后，报废管理者在财政网申请报废设备，并打印出相应申请单和明细，按报废设备处置要求填写申请，并盖章，交院办送至医管局或卫生健康委。

（12）医管局和卫生健康委做出批示后，报废管理者将收到的审批文件发至财政下属公司，并预约回收日期，进行实物核对并回收。公司回收后，将回收确认明细交由医工部盖章。医工部留下一份备案，剩余两份交回公司。

第25章

审计处职能与关键流程

审计处职能介绍

一、工作职责

（1）拟定单位内部审计规章制度。

（2）对医院及所属预算的执行和决算审计。

（3）财务收支及有关经济活动审计。

（4）按照干部管理权限开展有关领导人员的任期经济责任审计。

（5）组织委托中介机构对本单位基本建设投资、修缮工程项目审计。

（6）对医院及所属单位卫生、科研、教育和各类援助等专项经费的管理和使用进行审计。

（7）开展固定资产购置和使用、药品和医用耗材购销、医疗服务价格执行情况、对外投资、工资分配等专项审计调查工作。

（8）对医院及所属单位经济管理和效益情况审计。

（9）对医院及所属单位内部有关管理制度的落实审计。

（10）对上级主管部门以及医院领导或者权力机构交办的其他事项审计。

二、管理职能

（1）制定控制规范，为自查工作提供标准和依据。

（2）确定检查切入点，落实审计结果。

（3）制定考核处罚办法，保障考核制度的贯彻落实。

（4）建立双向考核制度，保证审计结果的客观公正性。

医院财务审计工作流程

一、医院财务审计工作流程图

医院财务审计工作流程如图 25-1 所示。

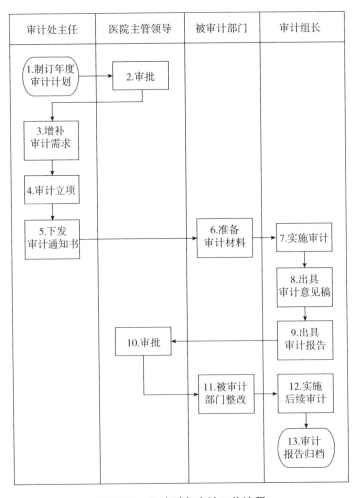

图 25-1　医院财务审计工作流程

二、流程详细说明

（1）每年年底，根据医院下一年度的审计工作重点和上级领导的指示精神，审计处主任计划安排下一年的审计工作任务。

（2）由审计处负责人报送医院主管领导审批通过。

（3）根据医管局的文件要求或医院当年的审计工作任务，审计处主任对年度审计计划进行修订，增补审计项目，包括专项审计、经济责任审计、效益审计、离任审计等工作任务。

（4）审计处根据审计工作计划的安排和当前医院的工作重点，确定被审计的对象和具体的审计工作任务。成立审计小组，明确审计组长和组员。安排审计工作。

（5）在实施审计 3 日前，审计处向被审计部门送达审计通知书。

（6）被审计科室准备审计通知书，审计通知书的主要内容包括：告知被审计部门的审计期间和审计范围，通知被审部门需要提供的文件、账表、制度、工作流程等审计备查资料。

（7）审计组长编制审计方案，进行就地审计。审计处检查与被审计部门相关的政策法规、会计制度、内控制度、合同履行、财务预算等的执行情况，并进行控制测试；根据审计过程中发现的问题进行实质性测试，并进行小组讨论和现场复核；根据复核结果补充和修改相关工作底稿，工作时间一般为 1~3 个月。

（8）审计组长根据复核修改后的工作底稿出具审计征求意见稿。审计征求意见稿送达到被审计部门负责人手中，征求意见，被审计部门把反馈意见交回审计处。一般为 5~10 个工作日。

（9）审计组长根据反馈后的审计意见书，实施复核等审计质量控制程序，在 2 周内出具审计报告。

（10）将审计报告送达被审计部门和医院主管领导及医院适当的管理层，审计报告经医院主管领导审批。

（11）审计报告经医院主管领导审批后，由审计处督促被审计部门根据审计处理意见和建议及时进行整改，并向医院主管领导或者主要负责人报告整改情况。一般问题在 1 个月内完成整改。

（12）在审计报告下发后 3 个月内，由审计处指派审计人员进行后续审计工作，以书面形式报告被审计部门的整改落实情况。后续审计间隔一般情况不超过 1 年。

（13）整理和归档审计报告。

合同签订审计流程

一、合同签订审计流程图

合同签订审计流程如图 25-2 所示。

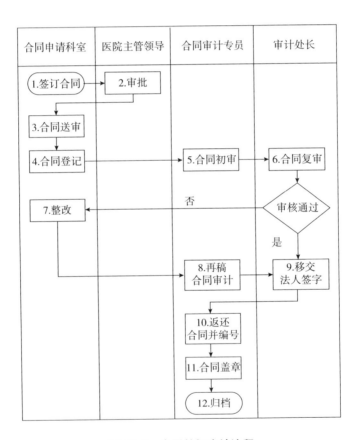

图 25-2　合同签订审计流程

二、流程详细说明

（1）各合同申请科室根据需求签订合同。

（2）合同申请科室征求部门主任、财务科主任、相关主管领导审批同意。

（3）合同申请科室将申请复印件、合同原件、供应商资质文件一并送去审计。

（4）送审人员将合同名称、金额、送审日期、送审科室等信息登记到送审合同登记表上。

（5）合同审计专员对供应商资质、合同金额、付款方式、违约责任等合同条款进行初审，提出意见和建议，出具合同审计意见书并交给审计处长进行复审。

（6）审计处长通读合同，提出复审意见，补充或删除合同审计意见书上的内容，签字后返给合同审计专员。若复审通过，审计处长直接将合格的合同交给法人签字；若复审不通过，合同审计专员将审计意见书反馈给合同申请科室。

（7）合同申请科室根据审计意见书进行修改。

（8）相关科室完成合同修改后，送回审计初审岗，合同审计专员根据合同审计意见书比对再稿合同，若未按要求修改则继续通知科室修改，若已按要求修改，将修改后的合同交给审计处长。

（9）审计处长将审计合格的合同交给法人签字。

（10）审计处长将法人已签字的合同返给合同审计专员，合同审计专员对合同进行编号，编号后通知科室取回合同。

（11）科室在 OA 上申请公章，审计处审核通过后发送到院办，院办给科室盖章。

（12）合同申请科室完成合同盖章签字后，合同审计专员将其原件或复印件 1 份交审计处备案。

设备维保合同执行情况审计流程

一、设备维保合同执行情况审计流程图

设备维保合同执行情况审计流程如图 25-3 所示。

二、流程详细说明

（1）根据审计处工作计划，审计处长出具审计通知书，明确审计组长与

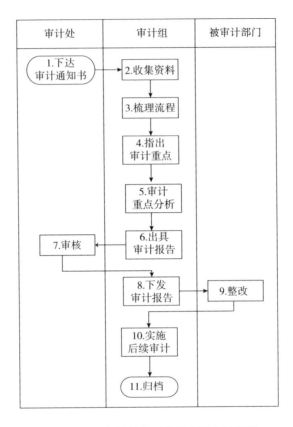

图 25-3 设备维保合同执行情况审计流程

组员和审计内容，由内审人员送至被审计科室和财务处。

（2）下达通知书后，被审计科室提供合同复印件。

（3）审计组长根据合同内容提出审计关键点，如货款支付、维护保养次数和时间等是否按照合同要求及时有效地完成。

（4）审计组员根据审计重点向被审科室收取设备维修记录、保养报告等资料。

（5）审计组员根据审计重点向财务处调取被审合同的付款信息资料。

（6）根据询问相关科室和收集的相关资料，审计组员检查合同执行情况是否到位，厂商是否提供了合同要求次数的保养，维修是否到位，记录是否完整，合同的付款是否按照合同规定的时间支付金额等。

（7）审计组员根据检查情况，出具审计报告，报告包括基本情况、执行情况、审计意见等。

（8）审计组员将审计报告交由审计处长审核。

（9）审计处长审核通过后，审计组员将审计报告下发到被审计部门，征求被审计部门意见。若无审计意见，要求被审部门按照审计报告进行整改。

（10）审计组员对修改过的合同实施后续审计。

（11）审计组员整理归档审计报告。

科研经费审计流程

一、科研经费审计流程图

科研经费审计流程如图 25-4 所示。

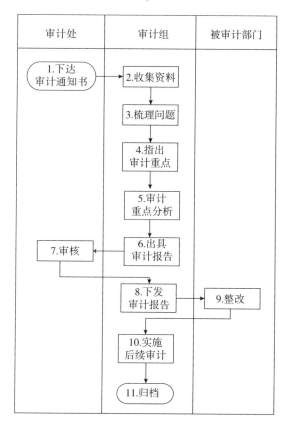

图 25-4　科研经费审计流程

二、流程详细说明

（1）根据审计处工作计划，审计处长出具审计通知书，明确审计组长与组员，具体审计内容是什么，由内审人员送至被审计科室和财务处，与被审科室领导沟通审计内容、指定联系人。

（2）下达通知书后，被审计科室提供相关课题的经费管理办法、任务书、预算书、经费下拨材料、项目财务报告、完成情况报告等资料。

（3）审计组根据被审科室提供的资料，梳理其中存在的问题，咨询存在疑问的办法。

（4）审计组长根据科研经费管理的办法、被审部门规章制度等资料，指出审计中的关键控制点和重点审计部分。

（5）审计组员根据审计处长指出的重点，对其进行分析，找出存在的问题，边审计边咨询。

（6）审计组员根据检查情况，出具审计报告，报告包括基本情况、存在的问题、改进措施等。

（7）审计组员将审计报告交由审计处长审核。

（8）审计处长审核通过后，审计组员将审计报告下发到被审计部门，征求被审计部门意见。

（9）若无审计意见，要求被审计部门按照审计报告进行整改。

（10）审计组员对整改后的资料实施后续审计。

（11）审计组员整理归档审计报告。

大型设备绩效审计流程

一、大型设备绩效审计流程图

大型设备绩效审计流程如图25-5所示。

二、流程详细说明

（1）根据审计处工作计划，审计处长出具审计通知书，明确审计组长与组员，具体审计内容是什么，由内审人员送至被审计科室和财务处，与被审

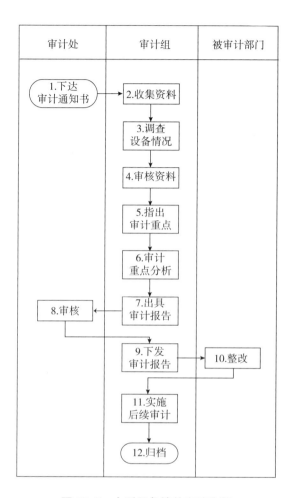

图 25-5　大型设备绩效审计流程

科室领导沟通审计内容、指定联系人。

（2）下达通知书后，被审计科室提供立项报告、可行性研究、专家论证意见、预算批复等决策资料；招投标资料、合同、验收等管理资料；设备管理部门绩效报告、反映产出目标完成情况的有关资料等。

（3）审计组员调查、访谈临床科室设备的使用情况。

（4）审计组员审核相关资料，计算复核相关成本。

（5）审计组长指出设备购买前、采购过程和购买后审计中的关键控制点和重点审计部分。

（6）根据审计处长指出的重点，审计组员对这一重点部分进行分析，找出其中存在的问题，边审计边咨询。

（7）审计组员根据检查情况，出具审计报告，报告包括基本情况、存在的问题、改进措施等。

（8）审计组员将审计报告交由审计处长审核。

（9）审计处长审核通过后，审计组员将审计报告下发到被审计部门，征求被审计部门意见。

（10）若无审计意见，要求被审计部门按照审计报告进行整改。

（11）审计组员对整改后的资料实施后续审计。

（12）审计组员整理归档审计报告。

第26章

基建处职能与关键流程

基建处职能介绍

一、主要职责

（1）根据医院的发展，医疗的实际需求，做好医院各项工程建设工作。

（2）按照医院审计制度签订各项工程合同，并报至审计部门予以审核。

（3）负责基建档案的收集、管理。

（4）依法对基建各项改造工程进行招投标工作。

（5）合理安排年度财政预算项目的进度、工程款的支付，并做好下一年度用款计划工作。

（6）定期对施工现场进行安全检查，确保工程安全、维稳进行。

（7）负责督促、检查施工质量和进度，协调解决施工中发生的问题。

（8）沟通、协调医院各使用部门的使用需求，为一线做好服务。

（9）负责建设工程各项手续的报批工作。

（10）根据基建财务要求，建立健全账目，积极配合各个部门的审查。

二、管理职能

（1）健全管理组织水平，严格把关基建工程的资金管理。平衡时间、成本、范围、风险、资源及质量这六个要素。

（2）强化监督体系，保证项目的开展流程。项目启动需要授权；制定相应的工作计划；实施计划；监督和控制；项目结束时做好整理所有文件等一些收尾工作。

（3）重视档案的管理，为今后的基建提供有价值的参考依据。

工程改造流程

一、工程改造流程图

工程改造流程如图 26-1 所示。

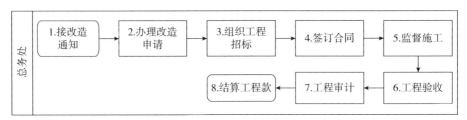

图 26-1　工程改造流程

二、流程详细说明

（1）接到各科室或院领导批示的关于医院内改造项目的通知。

（2）总务处填写申请上报医院内，完成申请。

（3）申请通过后，总务处进行招标确定施工单位。

（4）施工方根据院方需求出具合同及工程预算，并签订施工合同。

（5）施工方进行施工，总务处对现场进行监管及协调。

（6）完工后，总务处组织验收。

（7）验收完成后，收集相关材料，上报审计处。

（8）审计通过后，办理工程款结算。

工程建设流程

一、工程建设流程图

工程建设流程如图 26-2 所示。

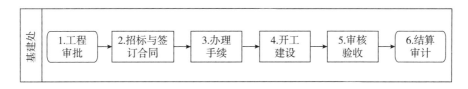

图 26-2　工程建设流程

二、流程详细说明

（1）对计划建设的工程进行建设审批。①工程投资 30 万元以内，由院长和主管院长审批；②工程投资 30 万~50 万元，由院长办公会决定，工程投资 50 万~600 万元，由院党委会决定；③工程投资 600 万元以上的，由院党委会决定并上报医管局有关部门。

（2）工程取得审批同意后，进行招标与合同签订。①100 万元以内的工程，可以采用直接发包的形式，由施工单位出具施工方案、预算书、材料表、工期进度计划等，审计处进行合同审计后签订施工合同；②自筹资金 100 万~200 万元的工程，可由医院组织抽签，或以邀请招标的形式确定施工单位；③自筹资金 200 万元以上或财政资金 100 万元以上的工程，则须委托有资质的造价咨询机构进行控制价及清单编制，委托有资质的招标代理公司进行代理公开招标，标书（含合同和控制价、清单）须由审计处进行审计，确定中标单位后签订施工合同。

（3）合同签订后在基建处办理各种监理手续、开工手续。

（4）监理或甲方发布开工令，施工队进场施工。

（5）工程结束后，基建处联合相关科室进行竣工验收。

（6）验收合格后，基建处配合相关部门对工程进行审计，结算。

第27章

保卫处职能与关键流程

保卫处职能介绍

一、主要职责

（1）负责医院非医疗、护理安全保卫工作，对职工进行法制教育和安全保卫教育，增强法制观念。

（2）落实要害、重点部门安全防火、防盗、防破坏、防事故四防措施，经常督促、巡视、检查医院各部门。

（3）加强院内治安管理，维护医院内部的治安秩序，确保医疗工作的正常运转。

（4）搞好社会治安综合治理，协助公安机关查处刑事和治安案件。

（5）加强院内各门卫、停车场等关口的管理，及时调解院内治安纠纷。

二、管理职能

（1）充分发挥医院保卫科的主观能动性，对于各种现场性质的矛盾或激化反应进行积极妥善的处理以及安抚。

（2）医院的各类敏感部门进行安全监管，并对医院各项贵重仪器进行定期检查和清理，每一次都要做好记录。

（3）培训医院保卫科的相关人员对于危急情况的处理和救援。

安全责任书的签订流程

一、安全责任书的签订流程图

安全责任书的签订流程如图 27-1 所示。

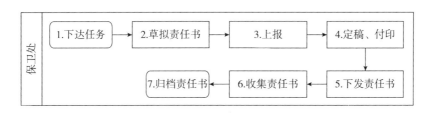

图 27-1　安全责任书的签订流程

二、流程详细说明

（1）根据保卫处科室年度计划，保卫处处长于年初或年末向下属下达做好"安全责任书签订的任务"的准备工作。

（2）根据上一年的安全责任书内容结合目前工作的实际需要，保卫处科员于每年的 1 月草拟本年度的安全责任书。

（3）保卫处科员将草拟的安全责任书内容上报处长，由处长修改并审核。

（4）定稿、付印：①安全责任书初稿内容由保卫处处长修改、审核通过；②由保卫处科员排版定稿；③最后根据相关责任科室的数量进行稿件的付印和派发。

（5）根据实际情况，保卫处将择期向各相关责任科室发放一式两份的安全责任书。

（6）根据实际情况，保卫处将择期向各相关责任科室收集签订好的安全责任书。

（7）保卫处将收集好的安全责任书进行归档，并做好记录。

危险品排查备案流程

一、危险品排查备案流程图

危险品排查备案流程如图 27-2 所示。

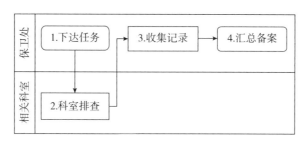

图 27-2　危险品排查备案流程

二、流程详细说明

（1）根据保卫处科室年度计划，保卫处工作人员用 2~3 天将准备好的排查表格和依据下发到各相关科室，要求各相关科室根据排查依据对本科室进行危险物品的排查，并做好记录按时上交。

（2）根据排查依据的资料，各科室按照要求对本科内部进行排查，并做好相关记录。

（3）保卫处于下达排查任务的 1 周后，催促各相关科室上交排查记录，并在 2 天内收齐记录。

（4）保卫处对各科室上交的排查记录进行汇总，汇总完毕后进行归档。

消防安全教育培训流程

一、消防安全教育培训流程图

消防安全教育培训流程如图 27-3 所示。

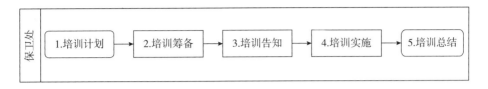

图 27-3　消防安全教育培训流程

二、流程详细说明

（1）根据年度消防安全宣教计划，保卫处择期与相关的某一个科室沟通职工消防安全培训事宜。

（2）确定科室、时间、地点，保卫处根据相关科室的实际工作情况，拟定好相关的培训内容，确定好培训的人员，准备好培训的器材。

（3）在确定时间的前 1 天，保卫处电话再次和相关科室的负责人沟通，以确定科室做好接受培训的准备。

（4）根据确定好的时间、地点，保卫处工作人员提前 5 分钟到达科室指定地点，在科室主任的主持下，按照培训计划给科室工作人员进行消防安全防范方面的培训（包括讲解和实际操作）。

（5）保卫处在培训完毕后，对现场培训的情况记录及拍照，最后进行系统归档。

消防安全知识考核流程

一、消防安全知识考核流程图

消防安全知识考核流程如图 27-4 所示。

二、流程详细说明

（1）根据当前消防安全的形式，保卫处制定消防安全知识问答内容，并将内容制版付印。

（2）保卫处择期群发短信通知医院各科、处室于 2 天之内到保卫处领取消防安全知识答卷（答卷的数量根据科室的人数而定），并要求按时上交

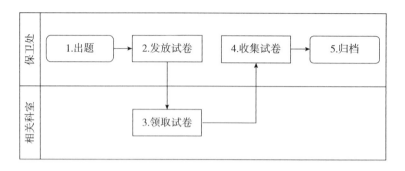

图 27-4   消防安全知识考核流程

试卷。

（3）相关科室在规定时间内到保卫处领取试卷。

（4）保卫处根据上交的时间要求，提前 1 天群发短信通知各科、处室按时上交试卷。

（5）保卫处将各科、处室上交上来的试卷进行整理并归档备案。

消防安全演习流程

一、消防安全演习流程图

消防安全演习流程如图 27-5 所示。

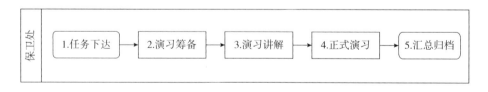

图 27-5   消防安全演习流程

二、流程详细说明

（1）根据年度消防工作计划，保卫处择期于 3 天内与相关科室沟通，进行科室消防演习工作。

（2）保卫处根据与科室沟通的结果，确定演习的时间、地点，并配备相关演习的设备，做好人员的调动。

（3）演习人员按时到场后，保卫处将给予在场的人员进行演习讲解，让演习人员了解演习大致的情况、处理流程，相关人员演示操作的动作要领。

（4）现场人员根据保卫处的讲解正式进行现场操作。

（5）保卫处将此次的演习成果进行汇总归档。

专项消防安全、医院性消防安全检查流程

一、专项消防安全、医院性消防安全检查流程图

专项消防安全、医院性消防安全检查流程如图 27-6 所示。

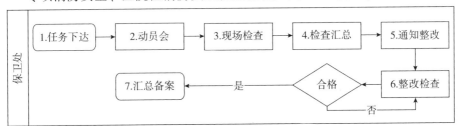

图 27-6　专项消防安全、医院性消防安全检查流程

二、流程详细说明

（1）根据年度消防计划或上级单位的指示精神，保卫处在院级主管领导的指示下，择期组织相关职能处室以对医院进行消防检查。

（2）根据事先通知的时间，保卫处电话或短信通知检查组人员到达会场，主管院领导或带班组长强调检查的要求。

（3）检查组人员串走全院，对相关科、处室管辖的区域进行消防安全检查，对检查出来的问题进行记录、拍照。

（4）检查组检查完毕后，由保卫处收集并汇总检查出来的安全隐患问题，并逐一记录备案。

（5）保卫处根据汇总出来的安全隐患问题，对相关科、处室下达隐患整

改通知书，并要求限期整改。

（6）保卫处在限期即将到时，对之前检查出安全隐患的科室现场进行核查，核查科室是否整改，判断整改是否达标。如达标，保卫处将检查情况记录、拍照；如未整改或整改未达标，保卫处将及时通知相关科、处室再次整改，直至符合安全要求。

（7）所有安全隐患整改完毕后，保卫处将对此次检查整改的情况进行汇总并备案。

核查消防重点部门、各科处室消防巡查工作流程

一、核查消防重点部门、各科处室消防巡查工作流程图

核查消防重点部门、各科处室消防巡查工作流程如图 27-7 所示。

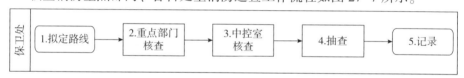

图 27-7 核查消防重点部门、各科处室消防巡查工作流程

二、流程详细说明

（1）保卫处工作人员拟定好巡查的路线（医院重点消防监控部门→中控室→临床各科门诊和病房），每天上午 10 时对医院各科室进行抽查式巡查，主要目的是核查各科、处室日常消防巡查工作是否落实。

（2）保卫处按照拟定的巡查路线，先对医院重点消防监控的部门进行安全核查，对不达标的重点消防监控部门进行现场督办。

（3）对重点消防安全监控部门核查完毕后，对保卫处下属管理的中控室进行安全、值班记录的核查，对不达标的中控室进行现场督办。

（4）中控室核查完毕后，保卫处对临床各科所辖的门诊和病房进行抽查式的核查，对不达标的门诊和病房进行现场督办。

（5）一天消防巡查工作结束，保卫处负责做好当天的巡查记录和各部门督办结果。

消防设备年检流程

一、消防设备年检流程图

消防设备年检流程如图 27-8 所示。

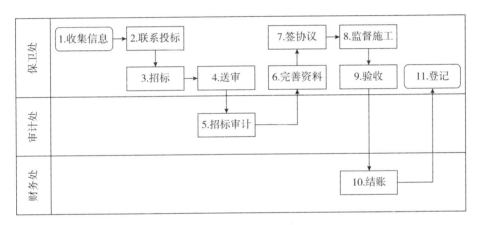

图 27-8　消防设备年检流程

二、流程详细说明

（1）根据年度消防工作计划，保卫处择期在××市政府采购网上随机筛选出 3 个具备消防设备年检资质的公司，下载对方的相关信息，并做好记录。

（2）请示上级批准招标后，保卫处根据采集的公司信息电话联系公司，要求公司于 3 天内准备好标书，进行投标。

（3）保卫处召集相关职能处室进行招标工作，对 3 个公司的投标情况进行分析，选出一个符合医院利益的公司。

（4）保卫处将选定的公司标书及审计材料报送医院审计处进行审计。

（5）审计处对招标进行审计。

（6）保卫处根据审计处的意见与公司进行协调，直至公司送达的材料通过审计。

（7）根据之前达成的一致意见，保卫科代表医院与公司签订协议。

（8）根据协议，公司按期对医院的消防设备进行年检，保卫处协调医院相关部门并进行现场监督。

（9）保卫处根据协议，对公司的年检结果及维修、更新的设备进行验收，验收达标后，公司开具财政发票。

（10）保卫处将财政发票送至财务处，财务处核实发票真实有效后，开具支票。

（11）保卫处将支票支付公司，支付时进行支付记录，双方当事人进行签字登记。

更新医院年度安全保卫管理网络人员名单流程

一、更新医院年度安全保卫管理网络人员名单流程图

更新医院年度安全保卫管理网络人员名单流程如图 27-9 所示。

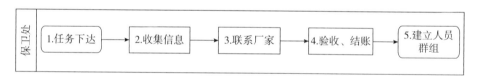

图 27-9　更新医院年度安全保卫管理网络人员名单流程

二、流程详细说明

（1）根据消防年度计划，保卫处对医院各科室的安全员和义务消防员进行年度更新，择期群发短信通知各科室负责人将科室安全员和义务消防员的信息上报，三天内上报完毕。

（2）保卫处将各科室上报的人员进行汇总制表。

（3）保卫处将人员汇总信息表电子版发至厂家，要求厂家一周内制作出成品（电子版和实体广告版）。

（4）验收合格后，保卫处与公司进行结账（结账按照财务的要求进行操作）。

（5）保卫处将人员汇总信息表送至信息中心，由信息中心建立人员短信群组。

招标并落实医院年度电气消防检测流程

一、招标并落实医院年度电气消防检测流程图

招标并落实医院年度电气消防检测流程如图 27-10 所示。

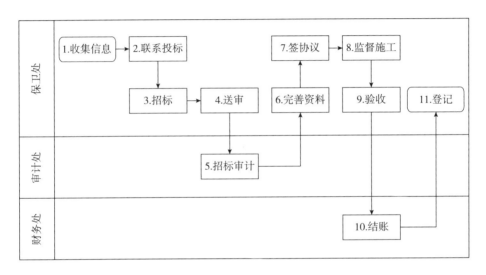

图 27-10　招标并落实医院年度电气消防检测流程

二、流程详细说明

（1）根据年度消防工作计划，保卫处择期在××市政府采购网上随机筛选出三家具备电气消防年检资质的公司，下载对方的相关信息，并做好记录。

（2）请示上级批准招标后，保卫处根据采集的公司信息电话联系公司，要求公司于三天内准备好标书，进行投标。

（3）保卫处召集相关职能处室进行招标工作，对三家公司的投标情况进行分析，选出一个符合医院利益的公司。

（4）保卫处将选定的公司标书及审计材料报送医院审计处进行审计。

（5）审计处对招标进行审计。

（6）保卫处根据审计处的意见与公司进行协调，直至公司送达的材料通过审计。

（7）根据之前达成的一致意见，保卫科代表医院与公司签订协议。

（8）根据协议，公司按期对医院的消防电气设备进行检测，保卫处协调医院相关部门进行现场监督。

（9）保卫处根据协议，对公司的检测结果进行验收，验收达标后，公司开具财政发票。

（10）保卫处将财政发票送至财务处，财务处核实发票真实有效后，开具支票。

（11）保卫处将支票支付公司，支付时进行支付记录，双方当事人进行签字登记。

医院消防、视频安全防范系统的年度维保合同签订流程

一、医院消防、视频安全防范系统的年度维保合同签订流程图

医院消防、视频安全防范系统的年度维保合同签订流程如图 27-11 所示。

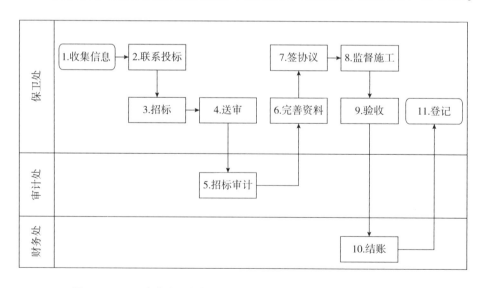

图 27-11　医院消防、视频安全防范系统的年度维保合同签订流程

二、流程详细说明

（1）根据年度消防工作计划，保卫处择期在××市政府采购网上随机筛选出 3 家具备维保资质的公司，下载对方的相关信息，并做好记录。

（2）请示上级批准招标后，保卫处根据采集的公司信息电话联系公司，要求公司于三天内准备好标书，进行投标。

（3）保卫处召集相关职能处室进行招标工作，对三家公司的投标情况进行分析，选出一个符合医院利益的公司。

（4）保卫处将选定的公司标书及审计材料报送医院审计处进行审计。

（5）审计处对招标进行审计。

（6）保卫处根据审计处的意见与公司进行协调，直至公司送达的材料通过审计。

（7）根据之前达成的一致意见，保卫科代表医院与公司签订协议。

（8）根据协议，公司按期对医院进行维保，保卫处协调医院相关部门进行现场监督。

（9）保卫处根据协议，对公司的每次维保进行验收，直至全年维保完毕，全年验收达标后，公司开具财政发票。

（10）保卫处将财政发票送至财务处，财务处核实发票真实有效后，开具支票。

（11）保卫处将支票支付公司，支付时进行支付记录，双方当事人进行签字登记。

监督来医院施工单位动火工作流程

一、监督来医院施工单位动火工作流程图

监督来医院施工单位动火工作流程如图 27-12 所示。

二、流程详细说明

（1）总务处或基建处的工作人员带领施工单位的负责人到保卫处领取施工动火单。

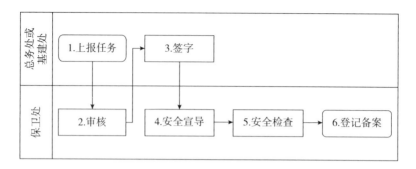

图 27-12　监督来医院施工单位动火工作流程

（2）保卫处核实对方单位的相关动火资质无误后，发放动火单，并且要求动火单内容符合实际现场情况。

（3）由对方负责人和总务处或基建处的负责人员签字。

（4）签好字的动火单由保卫处核实后，盖保卫处公章，一式两份。同时保卫处向施工单位负责人强调消防安全的重要性。

（5）保卫处在施工单位动火期间不定期、不定次地对施工方进行现场核查，核查其是否符合消防安全防范要求，如不符合，责令停工，直至符合要求，方可允许施工。

（6）施工完毕后，保卫处对动火单进行登记备案。

REFERENCES 参考文献

［1］德斯勒、刘昕：《人力资源管理：第六版》，中国人民大学出版社1999 年版。

［2］桑强：《以流程再造为中心的组织变革模式》，《管理科学》2004 年第 2 期，第 7-11 页。

［3］沈远平、陈玉兵：《现代医院人力资源管理》，社会科学文献出版社2006 年版。

［4］钟朱炎：《标准操作规范——SOP 介绍（一）》，《中国护理管理》2010 年第 2 期，第 79-80 页。

［5］钟朱炎：《标准操作规范——SOP 介绍（二）》，《中国护理管理》2010 年第 3 期，第 77-78 页。

［6］洪净、李澎涛、杨龙会：《中医药科研实验室标准操作程序目标建设与基本思路》，《中国中医基础医学杂志》2002 年第 1 期，第 62-63 页。

POSTSCRIPT　后记

　　目前，服务人次法理论体系已经能够以工具的形式帮助医院建立合法绩效制度，推进医院"人次优化"的实施和强化"优势病种"的正向激励，从而推动医院踏上利益和能力平衡发展之路。有效使用服务人次法，可以提升主体利益，兼顾道德利益和他方利益。

　　服务人次绩效管理体系的指导思想是以"预算绩效为中心"和"增量与增效"为两大基本点，坚持激励机制与约束机制并重，以服务人次及项目积分为主要手段，调动员工的积极性、主动性和创造性，不断提高工作人员的效率和能力，提高医疗服务质量。实务中注重考核内容中的工作质量，强调公益性、患者满意度和工作效率，提高员工工作质量，保证医院目标计划的实现。通过服务人次绩效管理体系，实现绩效工资分配制度变革，可以充分体现多劳多得、优劳优得。

　　根据医院各单元的不同，服务人次法绩效管理也有不同的模式。临床单元以人次、病种、病级为主体；科室单元的评价因素包括科室风险、科室责任、科室业务性质、病种风险、自身风险、业务量价值（包括门诊住院人次、占用床日、成本率等）、劳动强度、工作规律性、科室影响力等；医技单元以项次、成本、难强度为维度，借鉴 RBRVS 原理（即"以资源为基础的相对价值"），体现医疗服务价值；窗口及后勤服务科室单元以全院患者规模及窗口工作件次为准；行政以全院患者规模、质量目标达成率、责任倒推为标准；而绩效考核则主要是运用关键绩效指标（KPI）考核进行加分和减分设计，以完善约束机制。